RETA TU
VIDA

RETA TU
VIDA

No es dejar de comer,
es aprender a comer

·

José Fernández

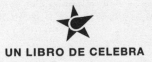

⭐

UN LIBRO DE CELEBRA

Celebra
Publicado por Penguin Group
Penguin Group (USA) LLC, 375 Hudson Street,
Nueva York, Nueva York 10014

Estados Unidos | Canadá | Reino Unido | Irlanda | Australia | Nueva Zelanda | India | Sudáfrica | China
penguin.com
Una compañía Penguin Random House

Primera edición: Celebra,
una división de Penguin Group (USA) LLC

Primera impresión. Agosto de 2015

ISBN: 978-0-451-47342-4

Impreso en los Estados Unidos de América

Tipografía:Whitmean
Diseño de Pauline Neuwirth

ÍNDICE

Gracias a Dios por usarme como herramienta para SALVAR VIDAS.

A mi familia por su amor incondicional y paciencia.

PRÓLOGO

por Ismael Cala

EL LIBRO QUE tienes en tus manos te puede llevar al próximo nivel de excelencia en tu vida. A los seres humanos nos gustan los retos. *Reta tu vida* es quizás el mejor regalo que le podrás dar a tu cuerpo, tu mente y tu espíritu. En lo personal, conocí a José Fernández por referencia de un amigo, y esa persona me aseguró que José sería el nutricionista y entrenador para acabar con mi "excusitis aguda", esa enfermedad con la que muchos nos convertimos en parásitos de nuestra propia inercia. Estaba cuesta arriba subiendo en peso corporal, grasa, colesterol malo y la cintura ganando pulgadas al galope. No me sentía bien físicamente ni emocionalmente. Estaba estancado y sentía que la nutrición y los ejercicios eran mis puntos débiles. Siempre he sido un gladiador y me encanta retar a mi fuerza de voluntad, pero en esta área me iba muy mal. José enseguida me hizo entender que somos lo que nos ponemos en la boca. Fue realmente un *coach* de vida que no solo me dictaba una dieta a seguir y mi rutina cada día para volver a sentir que era una persona físicamente saludable. Hoy, escribiendo este prólogo, vuelvo a caer en cuenta de que si el vivir saludablemente no lo tomamos como estilo de vida permanente, estamos destinados a la frustrante sensación de avance y luego marcha atrás perdiendo lo ganado. Un reto es bueno y necesario para desaprender malos hábitos y aprender nuevos. Justo igual me pasó con la meditación. No creía ser capaz de meditar. Un reto de 21 días con el maestro Deepak Chopra me ayudó a instaurar el hábito y hoy ya puedo guiar a otros junto a Deepak a meditar en español. Un reto: si crees en tu palabra y tu fuerza, es un pacto de compromiso. Asúmelo.

José ha escrito un segundo libro que tiene una misión similar a su primer trabajo, *Salvando vidas*. Realmente, leyendo el manuscrito en esa manera tan coloquial, personal de José de conectar con su público, siento como si estuviera enfrente mío dándome su conocimiento y aler-

X

tándome de lo que debemos hacer para sentirnos plenos, felices, orgullosos de nuestro esfuerzo.

Aquí la promesa es que una vez más, todo lo que leas en estas páginas no se quede como referencia estéril en tu cerebro. Si tienes este libro en tus manos, sácale el jugo a su sabiduría. Úsalo como manual de vida. Algo sé por seguro. El libro, por estar en tu mesa de noche no hará por ti lo que mereces, deseas y esperas de tu vida. Eres tú quien tiene la capacidad de poner en movimiento el plan de acción que José nos comparte y que a tanta gente ha ayudado, soy uno de sus fans, alumnos y amigos. Tú eres el único que puede asumir y ganar el reto de tu vida.

Haz un reto contigo de que serás un hogar de emociones positivas, de que tomarás esta información como fuente de cambio y energía.

Felicidades, José, por hacer que estas páginas tengan tu voz en tres dimensiones: cuerpo, mente, alma. Felicidades a ti que me lees. Inviertes en tu desarrollo personal. La mejor inversión que un ser humano puede hacer en busca de su éxito, bienestar y excelencia. Déjate llevar. Reta tu vida con la seguridad en la victoria.

RETA TU
VIDA

INTRODUCCIÓN

EL CAMINO CONTINÚA... llevar una vida saludable "no es una moda", debe ser un hábito como lo es lavarse los dientes o bañarse.

Todo lo que entra por tu boca tiene un efecto que se verá reflejado en tu salud, en tu peso, en la forma de tu cuerpo y hasta en tu estado de ánimo.

Así como cuando vamos de compras somos selectivos —no me digan que compran lo primero que se les atraviesa—, nos tomamos el tiempo hasta estar seguros y satisfechos con lo que queremos o buscamos, de la misma forma y con más cuidado aún, debemos escoger y seleccionar qué comemos.

No podemos actuar como animalitos que quieren calmar una necesidad. Comemos salud o enfermedad.

¿Por qué empezamos a cuidarnos cuando estamos de enfermedades hasta el cuello?

¿Tú por qué crees que las enfermedades afloran desde los 45 años en adelante y en algunos casos mucho antes?

La respuesta es sencilla: ¡Porque llevas toda tu vida comiendo mal!

El cuerpo es una máquina que además de perfecta es agradecida, pero llega un momento en que dice ¡no más!, ¡me cansé! ¿Y qué sucede? Aparecen la presión alta, triglicéridos, colesterol y el resto de enfermedades que ya sabes.

Alimentarse mal no es cuestión de estar gordo o flaco, es que no nos damos cuenta que cogemos nuestro cuerpo como si fuera un "zafacón" (así le decimos a la cesta de la basura en Puerto Rico).

Tienes el poder de decidir, de escoger, de vivir tu vida como debe ser.

Este libro ha sido el producto de mucho trabajo, investigación y sobre todo, experiencia. Todos los libros se hacen a varias manos pero en este punto no puedo dejar de mencionar a la persona que estuvo en todo el proceso de escribir conmigo; una de las cosas que yo siempre trato de ser es agradecido, por eso me tomo estas líneas para exaltar a quien más que la editora de este libro es mi hermana, amiga y sigue trabajando a mi lado desde hace más de 7 años: Anny Chavarria Betancourt, mejor conocida en el mundo del Instagram como @annychavarria, síganla para que llegue a su primer millón, jajaja. De verdad, gracias por tomar mi conocimiento y mis palabras que literalmente son escritas como hablo —por ejemplo, escribiría *vegetale velde*, a lo boricua— y darles sentido para que la gente tenga una lectura deliciosa. Gracias por creer en mi trabajo, por cuidar cada punto, coma o acento de mi carrera y sobre todo la de cada vida que salvamos. También, apoyándonos para que esta publicación fuera una realidad tuvimos el privilegio de contar con el conocimiento de la nutricionista Isabel Molero, su Instagram es @isamolerov. Tu aporte fue fundamental, ¡gracias Isa!

Ahora, antes de pasar al primer capítulo, un comentario: yo soy de la generación X, a mí me tocó el teléfono de disco —el que solo tenía un sonido y era ring, ring—, ¡eso sí!, en una casa de cuatro pisos se escuchaba en cualquier rincón. Ya con la tecnología más avanzada siguió el bíper, luego cuando el celular se empezó a hacer popular y eran unos aparatos gigantes, pero era un verdadero lujo tener uno... Si en ese tiempo me hubieran dicho que en un celular iba a poder enviar mensajes de texto a cualquier lugar del mundo, que navegaría en Internet, que tendría GPS, que existiría la vídeo llamada, me hubiera reído y le habría dicho a esa persona que buscara a Spielberg para que hicieran una película juntos.

Ahora, me lleno de orgullo al vivir este presente lleno de posibilidades; siento la gran fortuna de tener acceso a tecnología, a plataformas virtuales y a redes sociales que pueden llegar a ser herramientas educativas si se saben aprovechar.

Hoy en día yo también hago parte del ciberespacio y me presento: mucho gusto, soy @entrenadorjose en Twitter e Instagram y a través de ese enlace me encuentras a cualquier hora. Allí sabrás un poco más de mí, de lo que hago en el día a día y sobre todo tendrás una serie de información que te brindo para ayudar a mejorar tu calidad de vida y que complementa todo lo que encontrarás en este libro. De hecho, a lo largo del libro encontrarás mis "Tips Instagram", que son algunos de los *instagrams* más populares que he publicado en los últimos años. Estos tips contienen mucha información que complementa lo que explico en el texto.

Si bien aquí proporciono muchísima información, el contacto del Instagram nos permite estar más cerca, resolver tus dudas, aclarar inquietudes y sobre todo retroalimentarnos de lo que más necesitas y de lo que yo con mi conocimiento como entrenador y nutricionista, puedo aportar.

Ahora sí, ¡manos a la obra!

1

TODO LO QUE SIEMPRE QUISISTE SABER ACERCA DE LA NUTRICIÓN (Y NUNCA TE ATREVISTE A PREGUNTAR)

ANTES DE ADENTRARNOS en el maravilloso mundo de los retos para mejorar tu vida, es importante tener claros algunos conceptos básicos acerca de la nutrición.

No solamente quiero enseñarte lo que significan algunas palabras clave que verás con mucha frecuencia, sino que quiero ayudarte a cambiar ciertas nociones que están por ahí en la mente de muchos de ustedes y que son completamente erradas.

Comienzo con una palabra que tiene el poder de hacer huir despavoridamente a la gente cuando comienza con una dieta; la odian, la maldicen, la detestan, pero cuando no están en dieta les encanta.

¿Ya sabes cuál es?

La grasa.

La grasa, como es de rechazada es de necesaria; así como lo lees. ¡Ah, pero ahora no es que te vayas a la cocina a fritar unas papitas para seguir leyendo! No te emociones.

Las grasas son muy importantes en nuestra nutrición, pero no todas las grasas son iguales y hay que saber reconocer cuales sí y cuáles no.

La llamada *grasa saturada* es la que va directamente al corazón, es la responsable de la aparición del colesterol, de los problemas de circulación. La gran mayoría de grasas saturadas se obtiene de alimentos de origen animal (la leche, la carne, los huevos, derivados lácteos como los quesos, los yogures, la mantequilla, etc.). Yo no recomiendo el consumo de ningún tipo de lácteo, aun así, no hay problema con la carne pero debemos consumirla con mesura, por ejemplo las carnes rojas máximo dos veces por semana; el huevo puede ser consumido todos los días pero sin yema.

De otra parte existe la grasa buena, llamada *grasa monoinsaturada*, que reduce las grasas malas e incrementa las buenas en la sangre. Esta grasa se encuentra por ejemplo en el aceite de oliva, el aguacate y el cacahuate. Ten cuidado con su consumo, debe ser prudente, al fin y al cabo es grasa.

Por último, existe la *grasa poliinsaturada*, que se encuentra en la comida de mar. Es importante que las grasas poliinsaturadas estén presentes en la dieta porque el cuerpo no puede producirlas. También se encuentran en aceites de girasol y de soya.

Es importante aclarar que muchas de las grasas buenas ya vienen contenidas en los alimentos. Eso de fritar así sea en aceite de oliva, de girasol o el aceite que sea es un proceso que afecta la composición de los alimentos provocando asimismo la pérdida de nutrientes y su deshidratación. ¡Y ni qué decir del olor con el que queda la cocina cuando se frita!

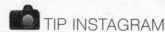 TIP INSTAGRAM

¿ES BUENO ELIMINAR LAS GRASAS PARA PERDER GRASA CORPORAL?

La respuesta es tan sencilla como un simple NO. Nunca se debe eliminar ningún macronutriente de la alimentación diaria por tiempo prolongado, gracias a ellos es que nuestro organismo funciona adecuadamente, solo debes consumir los apropiados, mas no suprimirlos por completo. Es cierto que algunas fuentes de grasas pueden perjudicar tu salud y sabotear el objetivo que tengas con tu cuerpo, pues todo en exceso es malo y un consumo abundante de grasas trans y saturadas (conocidas como "grasas malas") está vinculado a muchas enfermedades, por lo que son estas las que debes evitar lo más que puedas y darle prioridad a las insaturadas (monoinsaturadas y poliinsaturadas), las cuales son muy beneficiosas para la salud, son las "grasas buenas". Cabe destacar que las *grasas saturadas* se encuentran principalmente en fuentes de origen animal, y un consumo excesivo está relacionado al aumento del colesterol y riesgo de padecer enfermedades cardiovasculares. (Leche entera, embutidos, mantequilla, alimentos fritos, etc.). Por otro lado, las *grasas insaturadas* son las grasas saludables, por lo que las hacen imprescindibles en una buena alimentación. Tanto las grasas monoinsaturadas como las poliinsaturadas son importantes ya que reducen los niveles de colesterol y triglicéridos en la sangre, mantienen óptima la salud del corazón por su contenido en omega 3, así como también previenen enfermedades como la arteriosclerosis. (Aceite de oliva, almendras, aguacate, salmón, nueces, etc.).

Continúo con los carbohidratos, otra de las palabras que tiene el poder de espantar a la gente. Por estas épocas hay muchas dietas que pregonan la eliminación de todos los carbohidratos y por eso la gente le ha cogido fobia a una categoría alimenticia que es más que necesaria para el funcionamiento del cuerpo humano. Y por eso aquí estoy yo para mostrarte que después de leer *Reta tu vida* los carbohidratos serán tus mejores aliados. Lo primero es dejar el miedo y quitarse de la cabeza que son los causantes de que subas de peso. Si bien es cierto que si abusamos de ellos el peso se verá afectado, debemos entender que eso solo sucede cuando son un exceso en nuestra vida.

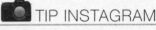 TIP INSTAGRAM

HABLEMOS DE LAS FRUTAS

El tema de las frutas es un poco complejo y confuso, sin embargo, con todo lo que he estudiado y aprendido a lo largo de mis 20 años de carrera exitosa (a Dios gracias) como nutricionista y entrenador personal me han llevado a la conclusión de que efectivamente son un alimento natural rico en vitaminas, fibra y minerales esenciales que forman parte de una dieta balanceada, pero que también pueden ser perjudiciales por poseer tanta fructuosa/azúcar natural que las llevan a ser catalogadas como un carbohidrato simple.

Es por eso que yo NO las recomiendo de noche ni tampoco comerlas en muchas cantidades. Por ejemplo, cuando mezclan varias frutas y preparan una "ensalada de frutas", ¿tienen alguna idea de la cantidad de azúcar que le están metiendo a su cuerpo? No, ¿verdad? Pues es MUCHA y aunque ese azúcar viene de un alimento natural, azúcar es azúcar y perjudica igual, lo mismo pasa con los jugos de frutas y hasta con los batidos verdes a los que muchos le agregan hasta 3 tipos de frutas para mejorar el sabor (ahí pasa de ser un jugo verde sano, a un jugo verde chatarra *full* de azúcar) y después se preguntan por qué no ven resultados. Mi gente, aunque sean un alimento natural, comer frutas en exceso también es perjudicial.

(continúa)

TODO LO QUE SIEMPRE QUISISTE SABER ACERCA DE LA NUTRICIÓN

De manera generalizada, cuando se quiere cambiar los hábitos o se tiene algún objetivo específico con el cuerpo yo recomiendo no comer o evitar las frutas las primeras semanas, casi. Porque yo prefiero mil veces que en sus comidas "APRENDAN a comer COMIDA de verdad" y no una frutita que debería ser en realidad un snack; llena y alimenta más merendar un pollo desmenuzado o un atún caliente que un durazno, por ejemplo.

Ya luego, al cabo de unas semanas se puede comenzar a consumir durante la mañana como complemento de sus desayunos o meriendas. Por supuesto hay excepciones de que si estás en la calle sin mucho tiempo, es mejor que comas una manzana que una bolsa de papitas. Las frutas que yo recomiendo son las que son bajas en azúcar y altas en antioxidantes, como los arándanos, fresas, frambuesas, kiwi y manzanas. Sé que muchos por ahí consideran la banana/cambur/guineo como "la mejor fruta" por su cantidad de potasio y blah, por lo que la comen casi todos los días, y lo que muchos no saben es que es una de las frutas con más contenido en azúcar. Entonces, si estas en búsqueda de potasio puedes conseguirlo en las ciruelas, papaya, tomate... que contienen mucho potasio y poco azúcar. Ojo, en ningún momento estoy diciendo que las frutas sean malas, opciones mejores siempre habrá, solo hay que saber escoger. #SalvandoVidas

Esta categoría de alimentos abarca azúcares, almidones y fibra. La principal función de los carbohidratos es suministrarle energía el cuerpo, especialmente al cerebro y al sistema nervioso. ¿Ahora empiezas a entender por qué son tan importantes? Lo importante en este momento es que sepas que existen dos tipos de carbohidratos:

Primero están los *carbohidratos simples* o de rápida asimilación como los dulces, las galletas, las mermeladas. Los carbohidratos simples son los que te dan una inyección muy rápida de energía —piensa, por ejemplo, en cómo te sientes después de comerte una galletita de chocolate— pero una hora despues ya te sientes cansado otra vez y con hambre.

Por otro lado, están los *carbohidratos complejos* o de lenta asimilación como por ejemplo los cereales integrales, las frutas frescas, el arroz, el pan, la pasta, la papa, la yuca o el boniato y el maíz.

Lo importante acá es entender que se deben evitar los carbohidratos en las horas de la noche. Como son la fuente de energía en tu cuerpo, si los comes a horas inadecuadas tu cuerpo no alcanzará a procesarlos. Además son unos grandes colaboradores en la creación de masa muscular. Para las personas que entrenan es importante que los consuman antes y después de entrenar. Son los que te van a permitir tener energía durante el entrenamiento y recuperar tu energía después del desgaste físico de entrenar. Los carbohidratos no solo son necesarios para que tu organismo funcione todos los días, son necesarios también para perder peso. Lo importante es saber escogerlos.

📷 TIP INSTAGRAM

LA FIBRA Y SUS BENEFICIOS

La fibra es un carbohidrato que no es digerido por las enzimas digestivas, por lo tanto, no se absorbe y simplemente pasa a lo largo por el tracto digestivo. Existen dos tipos de fibras: La fibra soluble, que regula el nivel de azúcar en la sangre, ayuda al cuerpo a digerir mejor las grasas y reduce el nivel de colesterol (se encuentra en vegetales y frutas) y la fibra insoluble, que es la culpable de que nuestro intestino funcione correctamente (se encuentra en cereales y granos integrales). Ambas son indispensables en la alimentación ya que aportan beneficios a nuestro organismo y entre ellos encontramos que:

- Controlan el peso, ya que no tienen calorías, dan saciedad y hacen que uno se sienta satisfecho por más tiempo.
- Su consumo moderado ayuda a evitar padecimientos como la diabetes, la obesidad, la diverticulosis e incluso el cáncer de colon.
- Aceleran el tránsito intestinal y evitan el estreñimiento.
- Reducen el colesterol y disminuyen la cantidad de glucosa y de ácidos grasos en la sangre.

Las proteínas son las protagonistas de la nutrición.

Estas son macromoléculas formadas por cadenas lineales de aminoácidos que desempeñan un papel fundamental para la vida. Son imprescindibles por la cantidad de funciones que cumplen en el músculo y en el organismo. En otras palabras la proteína es aquella que mientras duermes restablece las fibras musculares dañadas por el ejercicio.

La proteína animal se encuentra en alimentos tales como las claras de huevo, la carne, el pescado, el pollo, el pavo, entre otros. La proteína vegetal está en el tofu, granos y algunos lácteos.

¡Gente! Una de las claves para acelerar el sistema metabólico es consumiendo proteína cada 3 horas .

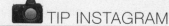

¡ENFÓCATE EN TU ALIMENTACIÓN!

Debemos entender que así pases 4 horas al día en el gym eso no significa que vas a bajar de peso. Pero si cambias tu manera de comer (cada 3 horas, pequeñas porciones, carbohidratos en la mañana y medio día, proteína en cada comida), tu cuerpo va a bajar de peso. ¡TÚ DECIDES! Aclaro: para mí es un 90% dieta, 10% ejercicios. #SalvandoVidas #fe #fuerza #vida #amor

De esta manera y como digo yo, explicándote "palito, palito; bolita, bolita" ya sabes 3 de los conceptos más básicos en nutrición; ahora sí estás más que listo para entrar en este maravilloso mundo y RETAR TU VIDA.

TESTIMONIO

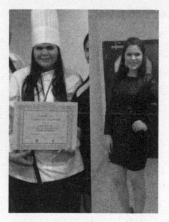

El 19 de noviembre de 2013 mi hermano me regaló el famoso "libro azul". Fue esa noche cuando mi plan alimenticio cambió, odiaba leer libros pero este detuvo mi mundo por completo, este se ganó toda mi atención. Dos noches nada más necesité para leerlo y comprender que como dice la nota que me escribió mi hermano: "dieta no es dejar de comer, dieta es saber comer".

Al pasar los días y observar que iba bajando de peso más eran las ganas por seguir con entusiasmo, pues me detenía a pensar que el sobrepeso y la obesidad son el quinto factor principal de riesgo de defunción en el mundo, este es un tema que también me puso a analizar ya que mi familia sufre de diabetes y yo vivo en el mundo de la pastelería. Soy cocinera profesional y trabajo en una pastelería, mi día a día es el chocolate, los pudines y los postres, pero sí señores, sí tuve fuerza de voluntad, y mucha...

Tengo 20 años y llegué a pesar 209 libras. Ahora en tan solo 11 meses peso 140 libras, gracias a José soy la persona saludable que soy hoy, sin dejar de

comer y haciendo "trampas" jaja, sí, como saben, no todo es aburrido, me hago postres light; brownies, flan y mi favorito: pudín de chocolate sin harina y con chocolate light.

Bajé de tallas, mi pie adelgazó, mis manos cambiaron, las piernas, todo mi cuerpo se transformó, ahora soy otra; la ropa que antes no me quedaba ahora me queda grande y los zapatos también: pasé de talla 10 a talla 8, en jean pasé de 19 y 20 a 10. Todo se puede y si yo lo pude hacer tú también.

Con constancia, fuerza de voluntad y mucha paciencia ¡LO LOGRÉ! Gracias José y gracias al libro azul.
Naddia Tellez Dau
Instagram: @Naddiatd

2

PIERDE PESO COMIENDO MÁS

"**D**ESAYUNA COMO UN rey, almuerza como un príncipe y cena como un mendigo". ¿Alguna vez has escuchado ese refrán? Pues en mi familia ha pasado de generación en generación hasta que llegó a mí, ¡con eso tuvo para tener que ser modificado! Entonces nació un refrán nuevo que dice: "Desayuna, merienda, almuerza, merienda y come como un rey, porque eso eres: el rey de tu cuerpo".

Toda la vida se ha pensado que para llevar a cabo una alimentación saludable se deben hacer tres comidas al día: desayuno, almuerzo y cena. Pero no hay error más grande que este, no sólo lo digo yo basado en mi experiencia de casi veinte años como nutricionista y entrenador personal, sino también numerosos estudios que han determinado que lo ideal para mantener una alimentación equilibrada es realizar de 5 a 7 comidas diarias, es decir, agregando una merienda entre cada comida principal.

Esto suena completamente contraintuitivo, ¿no es cierto? ¿Cómo va a ser más saludable comer más veces al día y no menos? Si toda la vida nos la hemos pasado haciendo dieta y matándonos de hambre... ¿Cómo es que ahora hay que comer más?

Mi gente, nuestro cuerpo es una máquina que está todo el día trabajando sin parar, consumiendo energía constantemente y por lo tanto necesita que le demos combustible —es decir, comida que lo nutra— cada cierto tiempo para que ese funcionamiento sea lo más eficiente posible. Aprovecho para preguntarles a los papás o a quienes en algún momento han tenido a su cuidado un bebé: ¿por qué creen que el horario de alimentación de ellos es de cada 3 horas aproximadamente? La razón principal es que ese es el tiempo justo para recibir los nutrientes para que su cuerpo vaya evolucionando apropiadamente de tal forma que su crecimiento y desarrollo sean óptimos.

Lo mismo pasa con nosotros, aunque ya estemos bastante grandecitos. Hago esta comparación para que veas que al igual que los bebés, necesitamos alimentos cada cierto tiempo; así, las células se van regenerando, el sistema metabólico encargado de muchas funciones trabaja adecuadamente absorbiendo los nutrientes, contribuyendo a la función muscular, ayudándonos así a bajar nuestro porcentaje de grasa y se tiene energía suficiente para cubrir las labores diarias; sencillamente estamos diseñados para comer de esa manera.

No soy partidario de contar calorías, qué tal yo con el apetito que tengo, queriendo comer algo y no haciéndolo porque "me paso del número permitido de calorías". ¡Dios!, creo que por esa infamia, en ese momento… se me suicida una tripa.

Contar calorías, sin darte cuenta, te va generando una ansiedad y frustración que a la larga te hará abandonar tu meta, no sé tú, pero andar con un cuadernito anotando cada gramo y caloría que te vas a comer, al principio puede que sea divertido pero al cabo de unos días terminará siendo un fastidio.

Ojo, respeto a quienes lo hacen, pero hay maneras más fáciles de complicarnos la vida, ¿no crees? Sin embargo, lo que sí necesito que aprendas a contar es nutrientes, en otras palabras, a comer saludable.

Aquí quiero hacer un paréntesis para acotar que cuando hablo de comer saludable, es comer de todo pero con moderación, es decir, no debe faltar ningún macro-nutriente y digo esto porque sé que muchos aquí dejan de comer los "mal odiados" carbohidratos para ver resultados rápido y esto no es más que un mito. Te recuerdo (porque ya parezco un disco rayado repitiendo esto una y otra vez) que nuestro cuerpo necesita de ellos, los carbohidratos son indispensables para el ser humano ya que son la principal fuente de energía de nuestro organismo y especialmente del cerebro y aquí me disculpas pero un cerebro sin energía no dura. Además, también ayudan a mantener un adecuado sistema reproductivo, balance hormonal, calidad en la vista, piel, uñas y cabello; en fin, le dan la energía ¡a todo! El problema de este querido nuevo mejor amigo —el carbohidrato— es que cuando lo ingerimos en exceso llegan el aumento de peso y otras complicaciones. Yo no sé por qué se enfrascan en ellos si esta regla aplica para el resto de los nutrientes (grasas y proteínas) ya que todos consumidos en exceso se convierten en grasa. Por si fuera poco, eliminar los carbohidratos de manera indefinida es una medida demasiado extrema y restrictiva que nunca trae resultados favorables porque, al final, se termina recuperando el peso perdido y hasta se puede aumentar el doble, así que grábate esto en la cabeza: la acumulación de grasa viene del exceso de calorías (o de comida), no de comer carbohidratos.

📷 TIP INSTAGRAM

LOS CARBOHIDRATOS NO ENGORDAN SI SABES CONSUMIRLOS

Es indispensable que entendamos que nuestro cuerpo es una máquina que tiene gran cantidad de funciones y que para que trabaje como debe ser necesitamos tratarlo de forma adecuada. Una de las principales fuentes que tiene el cuerpo para trabajar se llama "energía" y esta la obtenemos de los alimentos que consumimos. Si usted se siente débil, cansado o, en su defecto, sin energía, el problema radica en que no está consumiendo los alimentos debidos.

La principal fuente de energía la encontramos en los carbohidratos. Muchas dietas hoy en día tienen como premisa eliminar los carbohidratos por tiempo prolongado para perder peso más rápido, y efectivamente sí pierden pero en músculo (cosa que es fatal) y no en grasa (que es realmente lo que se debe perder/quemar), dando como resultado una dieta rebote, es decir, al cabo de unos meses o apenas vuelvas a involucrar carbohidratos en tu alimentación engordas el doble; y yo, como nutricionista, les digo que están cometiendo un grave error, este grupo alimenticio no tiene nada de malo o perjudicial en el organismo, el problema radica en el tipo de carbohidratos, la hora en que los consumimos y la cantidad.

Hay dos tipos de carbohidratos y es importante distinguirlos:

Carbohidratos simples: son el azúcar, la miel, los dulces, los pasteles, pan blanco etc.; en general podríamos decir que se convierten en energía pero carecen de vitaminas, minerales, fibra, y sin estos nutrientes, simplemente el cuerpo no los necesita. Por el contrario, los carbohidratos complejos: el arroz/pasta/pan integral, la avena, yuca, la batata/boniato, quínoa, etc., en el cuerpo se convierten en glucosa para ser usados como energía.

(continúa)

Este tipo de carbohidratos es fundamental para la salud ya que aporta vitaminas, minerales, son ricos en fibra, por lo que nos brindan saciedad y se digieren más lento, además de ser un gran combustible para el cerebro, los músculos y ayudan al buen funcionamiento intestinal. Recomiendo consumirlos en la mañana (desayuno, merienda AM y/o almuerzo); no recomiendo consumirlos de noche.

En resumen mi gente, todo esto lo define una sola palabra: el metabolismo.

La mayoría de las personas usan el término metabolismo sin saber de verdad qué es o de qué trata y estoy seguro que muchos creen que es el culpable del por qué engordamos o rebajamos, que si lo tenemos acelerado nos beneficia, o por el contrario, si lo tenemos a paso de tortuga (lento), nos perjudica a tal punto que terminamos odiando al pobre, cuando exactamente no es así.

TESTIMONIO

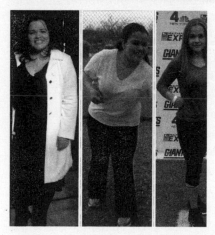

Mi vida era muy normal, hasta que a los 10 años comencé a sufrir de la tiroides; a mi corta edad ya dependía de medicina para controlar este problema. De ahí inicio mi calvario subiendo de peso y enfrentándome a las consecuencias que esto traía para mi salud, tanto físicas como emocionales y sociales, cada semana exámenes de sangre donde, para poder localizar mis venas (por gordita), me chuzaban varias veces y vivía con mis manos llenas de morados, luego en especialistas, nutricionistas, medicina natural, masajes, agujas, pastillas que en su oferta milagrosa incluía aguantar mucha hambre y calmarla con más pastillas, ni hablar de la cantidad de jugos horribles que me tomaba en ayunas (creo que me los probé todos), y cremas para la grasa las conozco todas; posiblemente alguna de las cosas antes mencionadas me ayudaba a bajar unas 5 libras pero dejaba de tomar dicha pastilla o ir al "nutricionista" e inmediatamente subía

10 o más. Sufrí mucho, qué digo mucho, muchísimo: sobrenombres, burlas por parte de amigos y familiares pues era la gordita de la casa; soy cantante, entonces no se sabían mi nombre sino que me llamaban la gordita que canta, era terrible tener que salir a comprar ropa y fajas para verme presentable. Me sentía mal conmigo misma, insegura, triste, fea. Así, con todo esto y más, a mis 15 años pesaba 85 kilos (187 libras), al pasar el tiempo me casé y quedé embarazada, después de dar a luz a mi hijo, para rematar, quedé en 99 kilos (218 libras); así pasé con ese sobrepeso 5 años y seguía tomando pastillas esperando el milagrito, yo no me daba cuenta de este sobrepeso porque ya estaba en otro país aislada de la presión y de las burlas, mi esposo nunca me dijo ni en broma que estaba subida de peso, aparte de esto yo creía que me alimentaba muy bien, compraba cereal de caja y desayunaba en un recipiente gigante lleno de banano y leche y aparte un pancito, en el transcurso hasta el almuerzo comía alguna galletica, brownie, chocolates y a la hora de cenar comía hasta tres carbohidratos (papa, arroz, plátano) y la carne frita, y a eso de las 11 de la noche me hacía con mi esposo una arepa (como buena colombiana) llena de mantequilla con jamón y chocolate.

Claro, antes mi cuerpo se tardó en pasarme factura; comencé a sentirme mal de salud, dolores de cabeza, mareos, pereza, desaliento, mal genio, calor, irregularidades con mi periodo menstrual, fui al doctor y recibo la noticia de que tengo la presión alta, que tenía que volver en una semana, y si la tenía igual me iba a recetar pastillas para controlar la presión; a mis 28 años yo tomando pastillas para la presión pensé, wow, ¿hasta dónde he llegado? ¿Hasta dónde me descuidé para llegar a este punto? A la enfermedad que más le temía porque es una enfermedad silenciosa.

Me decidí y me inscribí al gimnasio que por cierto queda enfrente de mi casa, estaba nerviosa e insegura porque nunca había hecho ejercicio en mi vida; al pasar las semanas me llama mi mejor amigo a preguntarme por mi salud y me habló sobre un entrenador y nutricionista que él escuchaba en la radio, que hablaba del sobrepeso, mi reacción fue incrédula, dentro de mí pensaba: ¿otra dieta? ¿Otra vez? Pero me quedó sonando el nombre y comencé a buscar al entrenador José Fernández por internet y encontré muchas cosas, vídeos, entrevistas, programas de radio, planes, recetas, y al mirar sus "dietas" me quedé asombrada que se comía hasta seis veces al día, y esta mente de gordita se me alumbró y comencé a seguir todas sus recomendaciones, no me perdía el programa en la radio, hasta llamaba, comencé a ver resultados y así, poco a poco, José Fernández me enseñó a comer, seguido de esto mi esposo me regaló el libro Salvando vidas, wow, eso era lo que me faltaba. Realicé el plan del libro de 7 días no por 7 días sino que lo adapté a mi vida, *ya después de haber perdido 75 libras le envié mi foto y él la publicó en sus redes sociales. Recuerdo que lloré tanto de emoción, me sentí premiada por mi esfuerzo y disciplina, ya ahora mi sueño era conocerlo en persona. Vine a conocer a José en una feria de salud en New Jersey después de haber perdido 88 libras en 8 meses y ese encuentro fue lo más hermoso y especial. Lloré, lloré y lloré al poder tener al frente a aquel ser humano que salvó mi vida, para colmo me dice que me quería revisar el porcentaje de grasa, asistí a la cita la cual fue un regalo de José para mí, yo no lo podía creer: por fin pude tener mi dieta personalizada solo para mí.*

Ahora me siento la mujer más feliz y agradecida del mundo, ahora soy segura de mí misma, tengo mi estado de salud en perfectas condiciones, pasé de pesar 218 libras (99 kilos) a 130 libras en 8 meses, de ser talla 18 y 1X a talla 4 y XS, y lo más bonito fue la manera en que pude perder peso, simplemente perdí peso COMIENDO, siempre suenan en mi cabeza las palabras de José Fernández que no es dejar de comer si no aprender a comer, gracias a estas palabras él salvó mi vida y yo he podido ayudar a otras personas que se sienten identificadas con mi historia y quieren bajar de peso de una manera saludable.

Y yo les digo, si no es hoy ¿entonces cuándo?

No esperes a que una enfermedad como lo es la obesidad se apodere de tu vida y de la de tu familia, comienza a cambiar tus hábitos HOY. Si yo pude, tú puedes.

MIL Y MIL GRACIAS A JOSÉ FERNÁNDEZ HOY Y SIEMPRE
JULIANA GÓMEZ AGUIRRE
Instagram: @julianagomez2013

El metabolismo no es más que un conjunto de procesos que ocurren en las células, encargado de convertir los nutrientes de los alimentos que consumimos en la energía necesaria para que nuestro cuerpo pueda cumplir con todas sus funciones vitales, como respirar, mantener el corazón latiendo, pensar, hacer circular la sangre, mantener la temperatura corporal, ir al baño frecuentemente (y no precisamente a vernos en el espejo) y hasta cuando estamos acostados todo el día viendo TV o hablando por mensajitos con el novio, amigo o peor-es-nada; y sí, porque hasta en los días que "no hacemos nada" necesitamos energía.

Cada vez que ingieres algo con tu boca, bien sea líquido como un jugo de vegetales o sólido como una porción de pollo, el cuerpo tiene que trabajar duro para procesar los nutrientes que has ingerido, y una vez digeridos, estos nutrientes se convierten en el combustible que necesita tu cuerpo para funcionar; todo ese proceso es realmente el metabolismo. ¿Te imaginas entonces comiendo sólo tres veces al día, haciendo ayunos prolongados o simplemente dejando de comer con el fin de adelgazar? No dejarías que el metabolismo hiciera su función como se debe, lo reprimes y comienza a trabajar con las reservas que ya tienes, principalmente la proteína de los músculos, y a quedarte sin músculos para parecer una gelatina andante; no creo que sea tu objetivo, ¿verdad?

📷 TIP INSTAGRAM

QUÉ DEBES EVITAR PARA PODER BAJAR DE PESO

¿Cuántas veces te has propuesto bajar de peso y a lo largo de 2 meses fracasas en el intento? La mayoría de las veces el fracaso no está en la dieta, está en nosotros mismos por consumir lo que no debemos, por tener falta de información acerca de los alimentos, o simplemente por no querer cambiar nuestros hábitos alimenticios. Hacer una dieta va más allá de una meta, conseguir el cuerpo que deseas, ese que llamas "ideal", es una decisión de vida.

Aquellos obstáculos no son más que seguir consumiendo lo de siempre y esperar resultados favorables, evita lo que a continuación te nombro y en 2 semanas empezarás a ver los cambios.

- Carbohidratos simples: Te provocan almacenar grasa evitando la pérdida de peso. Son rápidamente transformados en glucosa cuando los consumes. La glucosa hace que se libere insulina, la cual dificulta la expulsión de grasa del cuerpo
- Azúcar refinada: Es carbohidrato simple. Mientras más azúcar consumes, más insulina produces y menos peso pierdes.
- La soya: La gran mayoría de los granos de soya están genéticamente modificados para que no necesiten pesticidas. Además, la soya actúa como estrógeno, provocando desbalances hormonales tanto en hombres como en mujeres propiciando el almacenamiento de grasa.
- Alcohol: Contiene muchos azúcares e irrita el estómago y los intestinos, así como también daña el hígado y no tiene valor nutricional.

(continúa)

■ Lácteos: Con el tiempo se pierde la capacidad de digerir los lácteos adecuadamente, lo que provoca inflamación del intestino y el hígado así como la producción de mucosas en el aparato digestivo. Además, existen muchas otras fuentes de calcio, haciendo de los lácteos un obstáculo no esencial. Recuerda: ¡No es dejar de comer, es aprender a comer! #SalvandoVidas

Déjame explicarte esto palito, palito; bolita, bolita para que me entiendas mejor: tú tienes dos fogatas y a ambas les echas la misma cantidad de madera al principio y las prendes en fuego (esto representa tu primera comida del día); ahora, al cabo de tres horas, a una de ellas le vuelves a echar un poco más de madera para mantener el fuego encendido, mientras que a la otra se te olvidó y el fuego se apagó. Al final del día, de la fogata que mantuviste prendida echándole madera constantemente (cada 3 horas aproximadamente), lo único que te quedó fueron las cenizas producto de las maderas quemadas (esto representa a una persona que estuvo comiendo pequeñas porciones durante todo un día, manteniendo su metabolismo acelerado y trabajando como se debe). Ahora bien, la fogata a la que no se le echó madera regularmente, terminó con un montón de madera acumulada sin volverse ceniza ya que el fuego estaba apagado cuando trataste de echarle más madera (esto representa a una persona que come solamente de 2 a 3 veces al día con el fin de adelgazar o tener un abdomen plano sin saber que en esta espera lo único que hace —al igual que la madera— es acumular grasa en vez de quemarla, además de frenar su metabolismo). Aquí, con tu permiso, quiero dedicarle este párrafo a mi amiga Vivi Barguil y a su esposo Luis Carlos Sarmiento ya que esta explicación de la madera es su parte favorita en mis conferencias, me dicen "qué manera tan gráfica de explicar cómo funciona el metabolismo," ¡abrazos, amigos!

Volviendo al tema, si hablamos un poquito de la teoría, para ser más explícito, cuando se ingiere algún alimento, las enzimas del aparato digestivo descomponen las proteínas en aminoácidos, las grasas en ácidos grasos y los carbohidratos en azúcares simples (como la glucosa). Estos compuestos los absorbe la sangre y los lleva a las células en donde otras enzimas aceleran o regulan las reacciones químicas necesarias para "que se metabolicen" o sea, que se procesen de modo que se libere o se almacene la energía.

Hay que tomar en cuenta un punto al que no todos le prestan atención y es que la energía que un alimento le brinda a nuestro cuerpo se mide en calorías, cuando se consumen más calorías de las que necesita el cuerpo, estas se acumulan en forma de grasa. No con esto te quiero decir que tienes que andar con una báscula en la cartera para arriba y para abajo pesando cada porción de alimento que te vayas a comer, midiendo y multiplicando calorías, ¡ni yo lo hago!, no me malinterpretes; lo que te quiero decir es que no debes abusar con tus porciones porque si abusas, además de ocasionar posibles enfermedades por el aumento de peso, abusarán también los huequitos en tu piel (celulitis) y ahí sí se pone grave la cosa. Te pongo un ejemplo: una galleta de chocolate tiene más calorías que un kiwi, lo que significa que aporta al cuerpo más energía, pero no le aporta los nutrientes que le brinda el kiwi, si esa "energía" no se quema en su totalidad, esta se terminará acumulando como grasa y estoy seguro que no es eso lo que quieres. Lo mismo pasa con un carro, su tanque de gasolina está diseñado para que le pongas lo suficiente para que pueda andar, y digo suficiente porque si lo llenas excesivamente viene el desastre, se desbordará y se derramará por todos lados. Lo mismo pasa con nosotros, si ingerimos demasiadas calorías, estas "se desbordarán" por todo el cuerpo en forma de grasa corporal.

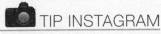 TIP INSTAGRAM

¿MIENTRAS MÁS SUDE, MÁS QUEMO GRASA?

Muchas personas creen que sudar al entrenar se traduce en quemar grasa más rápido (perder peso), y por ende en obtener buenos resultados en corto tiempo y es por esto que muchos hacen su rutina de entrenamiento o de cardio con ropa abrigada, envueltos en plásticos, fajas o cualquier otra cosa que los haga sudar más creyendo que así eliminarán calorías de manera rápida y efectiva; déjenme decirles que no hay nada más lejos de la realidad. Al sudar NO pierdes grasa, lo único que pierdes es líquido y sales minerales que se recuperan inmediatamente al tomar agua o alguna bebida natural hidratante. La alimentación y una rutina de ejercicios como tal, son los que te harán eliminar calorías, en consecuencia, quemar grasa. Por lo tanto, si eres de los que aplica este método (mito), te recomiendo que lo dejes de hacer porque solo obtendrás deshidratación, incomodidad, agotamiento, debilidad y mareo, además de restarle energía más rápidamente al cuerpo impidiendo terminar eficientemente tu rutina por falta de rendimiento físico. Utiliza ropa cómoda, holgada, acorde con el clima en el que te encuentres y que te haga sentir a gusto mientras realizas tu rutina de ejercicios.

22

La cantidad de calorías que quema una persona en un día está influenciada por varias cosas, como por ejemplo la cantidad de ejercicio físico que realice, la edad, el peso, el metabolismo basal, entre otros; todo influye en el ritmo del metabolismo.

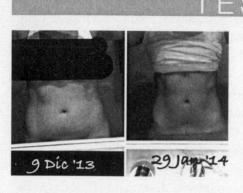

TESTIMONIO

Soy de Colombia y estuve en varias citas personalizadas contigo. ¿Recuerdas que soy diabética tipo 1 (insulinodependiente) y gracias a tu dieta logré grandes cambios? Quería comentarte que desde hace 3 semanas los médicos consideraron apropiado suspenderme el uso de la insulina, y mis glucometrías son PERFECTAS, como de alguien que no es diabético. La verdad es que te agradezco TANTO porque con tu ayuda logré no sólo mejorar rotundamente mi porcentaje de grasa, masa muscular, niveles de colesterol, triglicéridos y eliminar el uso de insulina, sino que primordialmente ¡¡¡APRENDÍ a comer saludable!!! Gracias, gracias y jamás dejaré de recomendarte como el mejor nutricionista al que yo he asistido.

Vi que estabas pidiendo testimonios para tu segundo libro y pues la verdad me encantaría que gente con esta misma enfermedad pudiera ver los grandes cambios que he logrado en mí. La verdad es que a varias personas diabéticas les he dicho que es la manera de comer lo que me ha llevado a donde estoy actualmente, y es gracias a la dieta que me recomendaste y todos los tips que me diste.

Mil gracias otra vez,
Norma Reyes Vega
(23 años)
Instagram: @normyreyes

El metabolismo basal es la velocidad con la que una persona "quema" energía en forma de calorías en reposo, es decir, mientras descansa o duerme. Para que me entiendas mejor, dos personas que pesen lo mismo, coman la misma cantidad de alimentos durante el día y hagan la misma rutina de ejercicios, una con un metabolismo basal lento y la otra con un metabolismo basal rápido, la del metabolismo basal lento quema pocas calorías mientras duerme y a lo mejor tenderá a ganar más peso que la otra con un metabolismo basal más rápido, ¿y la razón? Porque debido a todo el proceso que tiene que realizar el metabolismo para que el cuerpo funcione correctamente, mientras más lento sea, más dificultad va a tener en trabajar y aquí es donde la alimentación y la constancia con que se coma resultan ser clave. Es por eso que se pierde peso comiendo más. O sea, comes pequeñas porciones, varias veces al día sin contar las calorías que consumes, las que quemas haciendo ejercicio, reposando, etc., simplemente enfocándote en tu correcta alimentación sin creerte ingeniero sumando, multiplicando, dividiendo y restando durante todo el día tus calorías; créeme que de esta manera empezarás a ver los resultados que quieres más temprano que tarde.

En el metabolismo intervienen dos procesos: Uno es el *anabolismo*, que es cuando básicamente consumimos más calorías de las que gastamos, dando como resultado un aumento de peso (ganancia muscular).

Así como muchos quieren rebajar esas libras que tienen de más, otros buscan aumentar, y cuando hablo de aumentar me refiero a "masa muscular"; nunca se debe decir "quiero aumentar de peso" porque aquí puede llegar la grasa a hacer de las suyas y esa no es la idea, pero no nos desviemos del tema, al querer aumentar, el anabolismo podría resultar beneficioso siempre y cuando se sepa llevar a cabo, porque si bien es cierto que para aumentar se necesita ingerir más calorías de las que se necesitan, estas calorías deben venir de alimentos de alta calidad y no de dulces, embutidos, comida rápida, etc. He aquí el error de personas que buscan "engordar" y se ponen a comer todo lo que encuentran a su alrededor sin saber que efectivamente engordarán, pero no en músculo, sino en ¡grasa! Y ahí viene el arrepentimiento por estar muchas veces; mal informados.

Por otro lado, tenemos el otro proceso llamado *catabolismo*, que es lo contrario del anabolismo; es decir, es cuando gastamos menos calorías de las que consumimos. Esto se produce cuando por ejemplo, se practica actividad física en exceso o se sobre-entrena, se duerme más de la cuenta (más de 8 horas), pasan más de 4 horas sin comer o peor aún, se ayuna continuamente. Este tipo de metabolismo provoca que se pierda grasa pero también masa muscular, y es por eso que hay que tener cuidado a la hora de bajar de peso, porque nunca se debe perder músculo; todo lo contrario, se debe mantener o aumentar. Este tipo de proceso beneficia a las personas que quieren perder grasa corporal (perder peso) siempre y cuando se lleve a cabo una dieta con un mínimo de déficit calórico sin dejar de comer. Para lograrlo, lo que tienes que hacer es aprender a medir tus porciones. (En mi página web www.entrenadorjose.com hay un artículo sobre cómo medir las porciones de comida con la palma de tu mano, búscalo, léelo y aprende para saber un poco más del tema).

Básicamente, una persona que quiera aumentar su masa muscular (aumentar de peso) y una persona que quiera reducir su porcentaje de grasa corporal (perder peso) comen prácticamente lo mismo pero en porciones distintas. Por ejemplo, la persona que quiere aumentar debe comer más carbohidratos que la persona que quiere perder grasa, pero nunca eliminarlos, sino aprender la cantidad y el momento en el que se deben consumir.

📷 TIP INSTAGRAM

RECONOCE LAS SEÑALES DE TU CUERPO

Definitivamente, para entender a nuestro cuerpo, basta con saber escucharlo y aprender las señales que nos envía. En este caso, mediante las manos, piel y uñas nos deja saber de qué vitaminas y minerales carecemos.

- Manos frías: Deficiencia de magnesio, problemas de hipotiroidismo, bajo gasto cardíaco.
- Estrías: Deficiencia de zinc.
- Hemorragias espontáneas: Vitamina C, K o deficiencia de plaquetas.
- Piel seca y escamosa: Deficiencia de vitamina C.
- Palmas amarillas: Excesivo consumo de betacaroteno.
- Piel áspera: Deficiencia de ácidos grasos esenciales (monoinsaturados y poliinsaturados).
- Uñas con puntos blancos, crestas, blandas/frágiles o mordidas: Deficiencia de minerales, principalmente de zinc y magnesio.
- Piel de la cara grasosa, roja y escamosa: Deficiencia de vitamina B2.
- Dermatitis y acné: Deficiencia de vitamina B6. #SalvandoVidas

La velocidad con que se producen esos procesos metabólicos está coordinada por distintas hormonas y se lleva a cabo en el sistema endócrino.

A veces, el sistema metabólico falla y ocurren los llamados trastornos o enfermedades metabólicas, de las cuales algunas pueden ser hereditarias. La mayoría sucede porque hay enzimas u hormonas que se quedan pensando en pajaritos y se concentran de manera anormal en la sangre o no funcionan correctamente; dicho en otras palabras, es posible que se tenga demasiada cantidad de algunas sustancias o muy poca de otras que se necesitan para mantenernos saludables. Pero no todo es malo, ya que los problemas del metabolismo pueden tratarse y controlarse con especialistas, pero primordialmente con la alimentación. Ahora, supongo que te estarás preguntando "¿y cuáles son esos trastornos metabólicos?", pues para allá voy y aquí te dejo algunos ejemplos:

- Galactosemia: Es un trastorno metabólico heredado, que se caracteriza por la imposibilidad de digerir adecuadamente la leche; por resultar en muchos casos ser intolerantes a la lactosa, este es uno de los muchos trastornos que presentan las personas al consumir leche animal.

  La verdad, estoy por creer que esa leche no está hecha para nosotros los seres humanos y por estar mal informados es que desde pequeños muchos la consumimos. ¿Por qué crees que a la hora de tener un objetivo con nuestro cuerpo muchos nutricionistas —y me incluyo— le decimos a nuestros pacientes que eviten los productos lácteos? El motivo principal es que la persona sea alérgica y en consecuencia sea intolerante a la lactosa, pero aunque mis pacientes no tengan esta característica, aun así, nunca verás lácteos en los planes de alimentación que recomiendo; la mayoría de los productos a base de leche que encontramos en el mercado están llenos de grasa, azúcar, poco calcio y pocos nutrientes.

  Antes de que me quieras recordar a mi mamá por ir en contra de los lácteos, y peor aún por mencionar que tienen poco calcio, para aquellas personas que los consumen por eso, te informo que hay muchos alimentos que contienen más calcio que la leche animal; por ejemplo, las semillas de chía, almendras, brócoli, lentejas, entre otros. De igual manera el tema no termina aquí, hay opciones saludables y muy nutritivas pero poco exploradas o conocidas. Para los que no lo sabían existe la leche vegetal, super recomendada. Este tipo de leche no posee lactosa, es prácticamente sin azúcar pues es extraída de semillas, granos integrales y oligoelementos 100% naturales como la almendra, el coco, arroz, ajonjolí y alpiste.

- Hipertiroidismo: Es cuando la glándula tiroides produce demasiada hormona tiroidea provocando síntomas como pérdida de peso, dificultad para aumentar de peso, aceleración del ritmo cardiaco, hipertensión y un abultamiento en el cuello que se debe al crecimiento de la glándula tiroidea (bocio). La tiroides es una glándula endócrina muy importante para el metabolismo ya que desempeña funciones como metabolizar las grasas, aumentar la temperatura corporal y mejorar cambios en el estado emocional. Para este tipo de casos, tener un metabolismo acelerado que contribuye a una pérdida de peso más fácil, no quiere decir que van a dejar de comer, hacerlo sólo tres veces al día o por el contrario darle rienda suelta a todo tipo de alimentos porque pueden "quemarlo más rápido". No, eso no es así. Hay que cuidar más la alimentación, evitar la comida procesada llena de grasas y azúcares refinados, consumir alimentos ricos en calcio, vitamina A y comer vegetales verdes.

- Hipotiroidismo: Es lo contrario de hipertiroidismo; es cuando la glándula tiroides produce muy poca hormona tiroidea debido a la producción de anticuerpos que destruyen parcialmente a esta glándula, lo que hace más lento el metabolismo. Puede provocar fatiga, disminución del ritmo cardiaco, aumento de peso fácilmente y estreñimiento. Para este caso, consumir alimentos ricos en yodo como pescado azul, bacalao, acelgas, espinacas y berros es lo más adecuado, así como también los que son altos en fibra como vegetales de hojas verdes, granos y cereales integrales. Por tener el metabolismo lento, cuidar la alimentación es fundamental, hacer ejercicio sería ideal, como también evitar los alimentos derivados de la soya y productos procesados.

  Hay casos más complicados referentes a la tiroides, que con ayuda de un endocrinólogo y una buena alimentación se pueden controlar llevando una vida igual de activa y sana que una persona que no padezca de estos trastornos.

- Diabetes: Es un trastorno consistente, que tiene que ver directamente con el metabolismo del azúcar; es decir, es cuando el páncreas produce insulina insuficiente y esto provoca descontrol de los niveles de glucosa en la sangre. La insulina trabaja como una clave que abre la caja de las células y permite el ingreso de la glucosa. Sin la insulina, la glucosa no puede llegar hasta las células (las cajas permanecen "cerradas" y no hay clave para abrirla), de manera que se queda en el flujo sanguíneo. Como resultado, el nivel de azúcar en la sangre alcanza niveles más altos de lo normal. Los niveles elevados de azúcar representan un problema porque pueden provocar varios problemas de salud. El ejercicio ayuda a mantener los niveles de glucosa en la sangre.

- Diabetes tipo I: Ocurre cuando el páncreas no produce o produce insulina insuficiente, lo que provoca una deficiencia de insulina en la sangre.
- Diabetes tipo II: Se produce cuando el cuerpo no responde a la insulina en forma adecuada aunque la producción de esta por el páncreas pueda ser normal; es decir, tiene resistencia a la insulina que se produce. Una alimentación saludable, actividad física regular, mantenimiento de un peso corporal normal/saludable y evitar el consumo de tabaco pueden prevenir este tipo de diabetes.

TESTIMONIO

El año pasado (marzo, 2013) comencé a hacer ejercicio con unas amigas y me daba cuenta que tanto ejercicio, hasta 4 veces por semana, no funcionaba para bajar de peso, estaba consciente de mi sobrepeso y no podía bajarlo. Luego de regresar de un viaje a la ciudad de Nueva York (junio, 2013), estaba un día descansando y vi una entrevista que le hacían a José Fernández en televisión y él anunciaba su libro SALVANDO VIDAS, en ese mismo momento pensé que ahí podría encontrar respuestas porque pensaba ir al doctor buscando las razones por las cuales no podía bajar de peso, luego de esa entrevista uno o dos días después fui con mi esposo a comprar el libro, algo me decía que estaba equivocada en todo lo que había hecho para bajar de peso. Efectivamente, mi sorpresa fue tan grande cuando fui leyendo el libro y encontré la respuesta, no sabía comer correctamente. Luego de leer el libro, inmediatamente comencé una nueva vida con un nuevo sistema de alimentación. Este libro me llevó a entender perfectamente que mi problema estaba en aprender a comer correctamente, porque yo era de las personas del "yogurcito" por las noches y sin entender que por más saludable que pudiera ser debía comprender cuándo y cómo comerlo. Al cabo de las primeras 2 semanas con mi nuevo sistema de alimentación, mi esposo notó cambios favorables en mi cuerpo, y él que nunca creyó en dietas locas se dio cuenta que habíamos llegado al camino correcto que era aprender a comer cambiando hábitos alimenticios. Mi esposo se entusiasmó mucho y entró en el proceso de cambio, lo cual nos llevó a compartir muchas más cosas juntos, yo le hacía sus comidas para llevarse al otro día a su trabajo y pronto vimos cambios también en él. Podemos decir con toda seguridad y con mucha determinación que José Fernández salvó literalmente nuestras vidas.

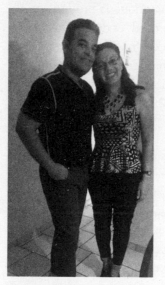

Con nuestro ejemplo ahora hasta nuestros hijos se cuidan en muchas cosas, por ejemplo, en nuestro hogar no se toman ni sodas, ni jugos, y aprendimos que cuando estos nuevos hábitos alimenticios forman parte de tu vida dejan de ser un esfuerzo y pasan a ser algo natural en la vida de cada uno de nosotros. Viviremos eternamente agradecidos con José Fernández por esta nueva oportunidad de tener una vida mucho más saludable. Dios lo bendiga siempre.

Jennifer Gutiérrez y Jesús Tarre

JENNIFER GUTIÉRREZ
De 178 libras a 136 libras
Instagram: @jgjenny06

JESÚS TARRE
De 269 libras a 185 libras
Instagram: @stangdroid

En todos los casos, los trastornos metabólicos no son un mal de morir, ya que como dije anteriormente, estos pueden ser tratados y controlados, de igual manera se puede mantener una buena calidad de vida. Es cierto que una persona con algún trastorno metabólico puede que se le dificulte un poco lograr el objetivo que tenga con su cuerpo en comparación con una persona normal sin trastornos, pero no es imposible. No olvidemos que tenemos el privilegio natural de echarle una manita a nuestro metabolismo e intervenir en su velocidad aprendiendo a comer de manera saludable. Mientras más rápido sea, más calorías seremos capaces de quemar entrenando y en reposo.

¿SUFRES DE HÍGADO GRASO?

El hígado graso, como su nombre lo indica, es una acumulación de grasa en las células del hígado. Se puede padecer por el consumo excesivo de bebidas alcohólicas o de comida chatarra, sin embargo, hay factores que también pueden estar relacionados con su padecimiento, como por ejemplo: la resistencia a la insulina o el estrés oxidativo (es cuando hay un desequilibrio en nuestras células debido a un aumento en los radicales libres y/o una disminución de antioxidantes). Cuando se consumen más calorías de las que el cuerpo necesita. Es por eso que la alimentación juega un papel fundamental en este caso (al igual que en todas las enfermedades).

En pocas palabras, tu alimentación debe ser 90% saludable dejándole el 10% restante para cuando quieras darte tus gustos de vez en cuando recordando que todo es un equilibrio.

Es recomendable llevar a cabo una dieta hipocalórica, es decir, no comer más de lo que se debe. No necesariamente te la tienes que pasar contando, sumando o restando las calorías de cada alimento que vayas a consumir, simplemente come lo que debes, de forma saludable en sus porciones indicadas.

Entre todos los alimentos hay que incluir los altos en fibra como los vegetales verdes. La fibra de estos facilita el proceso digestivo, ayuda a desechar esos excesos que vamos acumulando y controla la resistencia a la insulina.

Por otro lado, decirte que elimines las bebidas alcohólicas es una locura porque no me harás caso, por lo tanto trata de que sean 1 o 2 tragos únicamente en ocasiones especiales (el alcohol es tóxico para el hígado). También, evita los carbohidratos simples, las frituras, harinas blancas/refinadas, dulces y todos aquellos alimentos que contengan grasas saturadas; estos alimentos no nutren, son calorías vacías que te harán acumular más grasa de la que ya tienes, es decir ¡no te ayudan, te empeoran!

Tomar agua es muy importante porque limpia el hígado y los riñones. El cuerpo necesita frecuentes sorbos de agua para funcionar, de lo contrario las células encogen por deshidratación, sus membranas se secan y la calidad de su trabajo disminuye. Consume alimentos que sean altos en antioxidantes y diuréticos, como el limón, frutos del bosque, alcachofas, tés naturales, pepino, etc. No le tengas miedo al consumo de grasas buenas, las omega 3, siempre y cuando sea con moderación, estas son consideradas protectoras

(continúa)

PIERDE PESO COMIENDO MÁS

del hígado. Bueno, espero que esta información y recomendaciones básicas te sea muy útil, sin embargo, si crees que tu padecimiento es peor, consulta con tu médico primario y recuerda que ¡no es dejar de comer, sino aprender a comer! #SalvandoVidas #SalvandoHigados

Lo importante es encontrar un punto medio en el que mantengamos equilibrado el metabolismo, sin que uno de los dos predomine más que el otro, intentando que en reposo quememos más calorías y así poder mantenernos o quemar grasa de manera más sencilla. ¿Cómo podemos acelerar el metabolismo de forma adecuada? Cambiando ciertos hábitos cotidianos, por ejemplo:

- Realiza alguna actividad física mínimo 30 minutos por 3 a 5 días a la semana, de esta manera mantienes el cuerpo en movimiento, eliminas grasa, cuidas tu masa muscular, quemas más calorías en reposo y ayudas a que tu metabolismo trabaje eficientemente.
- Aliméntate de forma saludable; no menciono la palabra dieta porque significa "restricción de ciertos alimentos" y por no poder comer "esos" alimentos, tendrás un estrés que terminarás siendo el ogro en tu familia; en cambio, una alimentación saludable es comer de todo de manera balanceada, donde predominan los macro-nutrientes esenciales: proteínas magras, grasas buenas, carbohi-dratos complejos, vegetales y frutas.
- No te saltes por nada del mundo el desayuno; es la única manera de activar el cuerpo después de haber pasado muchas horas sin comer; si no ingieres nada hasta que te provoque comer, tu meta-bolismo se reprimirá y trabajará a paso de tortuga. Volvamos con el ejemplo del carro: si no le echas gasolina, ¿cómo pretendes que te lleve a todos lados? Lo mismo pasa con el cuerpo.
- Aunque yo sea la persona número 333 que te diga esto, debes reali-zar 5 a 6 comidas al día, cada 3 a 4 horas en pequeñas porciones, de esta forma mantienes tu metabolismo activo trabajando con-stantemente.
- Condimentar tus alimentos con sazonadores sin sodio —como mi línea de adobos NuSazón— es fundamental, te ayudará a no re-tener tanto líquido, a evitar el sobrepeso y a no padecer de tensión arterial alta. (Puedes ordenar NuSazón a través de mi página web www.entrenadorjose.com).

- No abuses del azúcar, las grasas malas (saturadas), frituras, comida enlatada y procesada, ¿para qué le vamos a dar al cuerpo lo que no necesita?

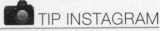 TIP INSTAGRAM

¿CUÁNTO AZÚCAR TENDRÁ MI TRAGO?

Estoy seguro de que muchos se hacen esta pregunta a la hora de pedir un trago de cualquier bebida alcohólica. No es novedad lo mucho que nos perjudican estas bebidas, pero si al caso vamos, no son las calorías lo que realmente importa en este momento (o por lo menos no sería la prioridad), es la cantidad de AZÚCAR que estas poseen. Los cócteles, mojitos, vino, vodka con jugo de frutas o gaseosas, etc., prácticamente todas contienen azúcar desde 4 g a 28 g (de 1 a 7 cucharadas de azúcar por trago). Recuerda que el cuerpo en todo un día solo necesita 25 g de azúcar.

Decirte que evites este tipo de bebidas sería una locura porque no me harás caso, pero sí tratar de limitarse a 1 o 2 tragos, o modificar los tragos hablando con el bartender, por ejemplo, pedirle que cambie el azúcar refinada por algún edulcorante, evitar los jugos de frutas y agregarle aguas saborizadas o simplemente pedir whisky, que es prácticamente el único licor que no contiene azúcar.

- Bebe agua constantemente (mínimo 3 litros diarios); el agua purifica, limpia, ayuda a desechar las toxinas de nuestro cuerpo y por ende, mantiene el metabolismo en movimiento.
- Duerme; descansar las horas suficientes, 7 a 8 horas mínimo, reduce el nivel de estrés; durante esas horas de sueño, el músculo se tonifica, el metabolismo trabaja y se prepara para que tu cuerpo comience el próximo día con ganas de comerse al mundo.

Ya para cerrar este capítulo, quiero que te quede claro lo importante que es realizar de 5 a 6 comidas al día tomando en cuenta que si solamente comes 2 o 3 veces, estarías dejando pasar mucho tiempo entre comida y comida; de esta manera, la ansiedad y las ganas por comer aumentan al triple, cuando te vuelvas a sentar a comer lo que te provocará es del tamaño de una guagua (así le decimos en mi país, Puerto Rico, a los camiones), convirtiendo los excesos en cúmulos de grasa por todo el cuerpo.

Yo sé que comer bien varias veces al día no es fácil, pero con organización todo se puede lograr. Como ya he dicho antes, yo no cuento calorías pero sé que muchos me comentarán "pero José si mi alimentación está basada en 2.500 calorías al día, si las distribuyo en 2 a 3 comidas en vez de 5 a 6, sería lo mismo", pero aquí es donde yo digo: ok, tiene un poco de lógica pero ahora yo te pregunto: ¿qué vas hacer con la ansiedad desmedida que te provoque durante el día? ¿Cómo harás cuando tu proceso digestivo se vuelva lento y poco eficaz por darle una porción tan grande de comida en una sola sentada? ¿Cómo cumplirás con tus labores diarias echándole "gasolina" a tu cuerpo sólo 2 o 3 veces en todo un día? No se trata de contar calorías sino de contar nutrientes, que no es comer más o comer menos, es comer mejor.

TESTIMONIO

Tengo 31 años y vivo en Cúcuta, Norte de Santander, Colombia. Siempre fui una niña muy delgada, deportista, pero al llegar a la etapa del desarrollo perdí el control de mi cuerpo, desarrollé tiroidismo y bueno, la ansiedad al 1000%, pasé de ser la Niña Norte de Santander (reina de belleza) a ser la gordita de la casa. Durante el año 2013 llegué a pesar 120 kilos, fue allí cuando toqué fondo, totalmente deprimida, triste y aislada (digo aislada porque no salía de mi casa, no conseguía ropa de mi talla así que los pantalones los mandaba a hacer y utilizaba las camisetas de mi papá). El 1 de agosto de 2013 empezó mi cambio extremo... no hablo de DIETA SINO CAMBIO DE MALOS HÁBITOS... CAMBIO DE VIDA EN GENERAL... Empecé saliendo a caminar todos los días y progresivamente aumentaba las distancias... tuve la oportunidad de ir a Miami en octubre para mi cumpleaños y allí en el aeropuerto, cuando regresaba a mi tierrita, me encontré con el famoso LIBRO AZUL... los pocos dólares que me quedaban en el bolsillo me los gasté en un libro... pero no me arrepiento, ha sido la mejor inversión de mi vida... No pude parar de leerlo, me llamó la atención lo mal informados que estamos, ¡¡¡¡no conocemos nuestro propio cuerpo ni la manera cómo funciona!!!! Este primer año ha sido todo un proceso de aprendizaje... caer en la tentación y levantarme nuevamente a caminar... Hoy en día peso 80 kilos, en total he perdido 40 pero sigo caminando por más ya que mi meta es pesar 73 kilos... solo me faltan 7

María Carolina Cañas Rodríguez
Instagram: @mariacarolina1982

3

LA IMPORTANCIA DEL AGUA

TOMAR AGUA DEBE ser un hábito tal como lo es lavarse los dientes. La principal razón es que cuando hay un correcto consumo, nuestro corazón no debe esforzarse tanto para cumplir sus funciones. De este modo ¿si te lavas los dientes todos los días para mantener tu salud oral, cómo no tomar agua para que mejore la salud de tu corazón?

¡PORQUE SIN DIENTES PODEMOS VIVIR, PERO NO SIN CORAZÓN!

Cuando empezamos un plan alimenticio para un objetivo en específico, tomar agua es una de las reglas obligatorias, pero son pocos los que realmente saben la importancia de este hábito para nuestro cuerpo, y en este caso, durante los retos alimenticios que nos proponemos; es por tal motivo que aquí les quiero hablar un poco de eso.

"José, pero es que tres litros de agua al día es muchísimo, voy a vivir en el baño". Mi gente, para que tengan una idea, el agua es el principal componente de nuestro cuerpo, abarcando un 65% aproximadamente del mismo, ubicada en el interior de las células y el resto circula en la sangre regando todos los tejidos. Constantemente estamos perdiendo líquido corriendo el riesgo de deshidratarnos, siendo esto un grave error. Por ejemplo, cuando vamos al baño, cuando sudamos, mediante la saliva, cuando lloramos, etc., estamos perdiendo agua. ¿En serio crees que 3 litros es muchísimo? Pues no, eso es una cantidad mínima-suficiente para mantener trabajando nuestro organismo como debe ser, tomando en cuenta que si nos deshidratamos no rendimos en el entrenamiento, la piel se nos reseca, nuestras células se deterioran, frenas el proceso de quemar grasa ya que sin agua, esta no tiene cómo deslizarse para ser desechada, entre un millón de cosas más que le dan la bienvenida a enfermedades, sencillamente porque el agua hace que todo por dentro nos funcione mejor.

📷 INSTAGRAM TIP

UN NUEVO DÍA, UNA NUEVA OPORTUNIDAD

Es un nuevo día, que hoy nada ni nadie te quite o te distraiga de llegar a tu meta con tu cuerpo y tu salud, enfócate y no pares hasta llegar. Sea lo que sea 5, 10, 20, 100 lbs... Tú decides si QUIERES SEGUIR CANSADO DE ESTAR CANSADO o cambiar a una vida llena de SALUD y como si fuera poco, con tremendo cuerpazo #SalvandoVidas #amor #amen #333

Todos, todooooos pueden llegar al peso que desean, solo ¡ENFÓCATE! #SalvandoVidas #333

Para hacerles el cuento corto, aquí les resumo algunas razones de por qué es importante tomar agua durante los retos:

- Permite el traslado, absorción y utilización de los nutrientes presentes en los alimentos que ingerimos. Comemos proteínas para alimentar nuestros músculos, carbohidratos para que nos de energía, vegetales por sus nutrientes, etc., entonces, yo me pregunto ¿qué hacemos comiendo todo eso si no hacemos lo más importante que es tomar agua para que cada uno vaya a su sitio a hacer su función? En otras palabras, comer bien por un objetivo sin tomar agua es como tener el motor del carro sin aceite (va a andar, pero corres el riesgo de que en poco tiempo te deje parado en la calle).

- El agua ayuda a mantener limpios los intestinos y riñones, lo que favorece una ida al baño segura ya que se mantiene un adecuado proceso digestivo evitando el estreñimiento.

- Ayuda a evitar la deshidratación y contrarresta la retención de líquido; dicho en otras palabras, cuando el cuerpo percibe una ausencia de agua recurre a retener la poca que le queda y comienzas a hincharte. En mis retos, procuro que la retención de líquidos no exista porque eso le da, además, la bienvenida a la celulitis y no es lo que queremos.

- En cuanto al físico, tomar agua te dará un aspecto más joven al tener la piel más hidratada, pues esta ayuda a reponer los tejidos de la piel, aumentar su elasticidad, brillosidad y suavidad retrasando el proceso de envejecimiento.

- Ayuda a controlar muchísimo la ansiedad (cosa que les suele dar a muchos al hacer un reto), te permite controlar esos antojos que lo único que hacen es sabotearte.

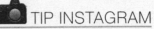 TIP INSTAGRAM

APRENDE A CONTROLAR LA ANSIEDAD

Cuando estás en un régimen para lograr algún objetivo específico con tu cuerpo, tarde o temprano llega la ansiedad para intentar apoderarse de nosotros y sabotear nuestros esfuerzos. Aunque no existen fórmulas mágicas para hacer que desaparezca, esta puede ser controlada con sencillas modificaciones en nuestra alimentación.

- Reduce el azúcar: Mientras más alimentos dulces comas, más necesidad tendrás de ese sabor y por lo general los alimentos dulces no aportan nutrientes ni te dan saciedad, solo te provoca comerlos cada vez más, sin parar.

- Toma agua: Muchas veces la sed se confunde con el hambre, bebe siempre un vaso de agua antes de las comidas y toma de 2 a 3 litros diarios.

- Come de 5 a 6 veces al día: Hacer 3 comidas principales más 2 a 3 meriendas te mantendrá lleno sin necesidad de querer pecar con algún alimento no permitido. Además, si te saltas alguna comida o dejas de comer, en algún momento te dará un ataque de hambre e inevitablemente comerás de más.

- Ejercítate de 3 a 5 veces a la semana: Aparte de los múltiples beneficios que ya sabemos que nos aporta la actividad física, también es excelente para controlar la ansiedad, liberas endorfinas, distraes la mente (muy importante) y te mantiene enfocado en tus objetivos.

- Desayuna: Proteína y carbohidrato complejo. Cuando despiertas, tu cuerpo viene de un largo ayuno y omitir el desayuno hace que tu metabolismo funcione muy lentamente y sientas gran necesidad de comer al final del día.

(continúa)

- Toma infusiones naturales: Té de manzanilla, té verde, valeriana, té rojo, etc., ayudan a controlar las ansias por consumir alimentos dulces.

- Elimina tentaciones: Limpia tu despensa, desaparece los alimentos pecaminosos; cuando vayas al supermercado, solo compra alimentos saludables, cambia los dulces por frutas o gelatinas sin azúcar.

- Duerme: Cuando descansas, aumenta la producción de leptina (hormona que le dice al cerebro cuando tu cuerpo está satisfecho). Si no duermes bien estarás estresado, nervioso, de mal humor y por lo general querrás combatir todo eso con la comida.

Son muchos los beneficios de tomar agua durante los retos y en el día a día, sin embargo, espero que con lo que te acabo de decir te haya quedado claro y no dudes de que ¡el agua es vida!, así que no lo pienses más, y ¡toma agua!

4

TU CUERPO A OTRO NIVEL:
LOS RETOS

RETO: ¡ADIÓS CELULITIS!
PIERNAS Y GLÚTEOS DE
ACERO PARA MUJERES

>>> 11 DÍAS

"La odio". "No se me va con nada". "Me frustra no poder usar shorts". "¡Quítamela, José, quítamela!". Esas son las quejas desesperadas que escucho con más frecuencia de lo que ustedes se imaginan. Ojalá tuviera el poder de imponer mis manos en el área afectada y decir "grasa, te ordeno que salgas ¡ya mismo!, ¡celulitis fuera!, sal de este cuerpo al que no perteneces" y desapareciera… Si tan solo pudiera hacer eso, ¡sería millonario!

La celulitis es uno de los problemas en la piel más comunes. Este trastorno consiste en la acumulación de tejido adiposo, teniendo como resultado la formación de nódulos de grasa, toxinas y agua. Los hoyuelos —apariencia de la celulitis— son producto de la alteración de la circulación, aumentando así las células adiposas permitiendo a su vez un engrosamiento del tejido graso y su aparición es en la capa más superficial de la piel, denominada hipodermis.

Aproximadamente un 90% de las mujeres padece celulitis. ¿Y los hombres no? Hay casos pero son muy pocos y esto se debe a que las mujeres tienen más capacidad de almacenamiento de grasa.

Como todavía no he desarrollado ese poder quema-grasa, lo que puedo hacer es compartirles un reto que he diseñado para combatir la tan detestada celulitis, también conocida como piel de naranja. Si bien es cierto que este reto la va a mejorar, no quiero que crean que es posible hacer desaparecer la celulitis en tan solo 11 días. La batalla contra la celulitis es una que se debe librar a diario tanto a través de la alimentación como a través del ejercicio.

Alimentos y líquidos que combaten la celulitis

Comencemos aprendiendo que los alimentos que ayudan a batallar contra la celulitis son todos aquellos que funcionan como diuréticos naturales, es decir, que por sus propiedades nutricionales ayudan al cuerpo a eliminar todas las toxinas y el líquido retenido, ya sea por problemas de circulación, mala alimentación o deshidratación. He aquí una lista de alimentos que te ayudarán a combatir la celulitis. Incorpóralos a tus recetas y consúmelos con la mayor frecuencia posible.

- **Romero:** Mejora la circulación, contiene ácido ursólico que facilita la síntesis de colágeno ayudando a restaurar la piel de los daños causados por los radicales libres.
- **Cebolla:** Ayuda a eliminar el exceso de agua retenida en las células de la piel ya que es un diurético natural.
- **Nueces:** Excelente fuente de proteína vegetal, omega 3 y fibra que favorecen el trabajo digestivo desechando toxinas y evitando el estreñimiento.
- **Moringa:** Posee aproximadamente más de 90 nutrientes y 46 antioxidantes naturales esenciales para la salud.
- **Espárragos:** Actúan como diurético natural por tener un alto contenido en agua, fibra y vitaminas.
- **Toronja/pomelo:** Rica en antioxidantes y vitamina C, lo que ayuda a estimular la producción de colágeno mejorando la apariencia de la piel.
- **Agua:** Líquido fundamental que te ayuda a eliminar desechos y toxinas que favorecen la acumulación de grasa en tu cuerpo.

Recuerden que hay alimentos que no se deben consumir en la batalla contra la celulitis; nada frito, evitar el exceso de sal, embutidos, azúcares refinados, salsas procesadas, refrescos y jugos con alto contenido de azúcar.

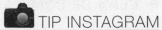

CONSEJOS PARA EVITAR LA CELULITIS

La celulitis no es más que una acumulación de grasa en un lugar determinado de tu cuerpo produciendo hoyitos en tu piel, convirtiéndose así en el enemigo de todas las mujeres y, sin temor a equivocarme, el más odiado. El mejor consejo para combatirla y disminuir su apariencia es una buena alimentación y ejercicios, sin embargo, hay ciertos hábitos que ayudan a reducirla.

- Tomar agua: Esto mantiene nuestras células hidratadas y hace que la celulitis sea menos evidente. Procura beber de 8 a 12 vasos de agua diarios.
- Incrementa la ingesta de verduras y frutas (las frutas con moderación, recuerda que son un snack): La mayoría tiene múltiples propiedades nutritivas que nos favorecen, sobre todo por su poder antioxidante y su alto contenido en agua, por lo que reducen el líquido retenido y a su vez nos mantienen hidratados.
- Evita la comida chatarra: Lo único que hace este tipo de comidas es hacerte ganar peso, acumular líquido y generar más grasa en tu cuerpo, por eso y muchas razones más es una gran enemiga a la hora de reducir la celulitis.
- Evita las frituras, los alimentos ricos en sodio, en azúcar, grasas saturadas y el alcohol.
- Haz ejercicio: Practica cualquier actividad física que te mantenga activa y en movimiento, esto te ayudará a tonificar tus músculos y a combatir la celulitis. Una excelente opción son los ejercicios de fuerza (con pesas) y los de alta intensidad ¡No permitas que la celulitis acabe con tu cuerpo!
- Evita la sal y los alimentos altos en sodio: Esta favorece la retención de líquidos en el cuerpo impidiendo la movilización de la grasa, por lo tanto, no permitirá que te deshagas de ella.
- Evita las bebidas alcohólicas y el tabaco: El alcohol tiene calorías vacías que se acumulan automáticamente en grasa, y el tabaco contiene sustancias que dañan tu piel, haciéndola perder su buena apariencia y flexibilidad.
- Acéptate y quiérete: Este es el hábito más importante de todos, acepta tu cuerpo y valórate; recuerda que para tener un cambio externo, se requiere de un cambio interno primero.

TU CUERPO A OTRO NIVEL: LOS RETOS

▶ PLAN DE COMIDAS

Importante: En cada una de las comidas de este reto te doy una idea de lo que debes comer, pero puedes reemplazarlo por cualquiera de las opciones que doy en el capítulo de El recetario para que tu alimentación sea variada, o a su vez puedes crear tú misma tus platos dejándote llevar por la imaginación, siempre y cuando mantengas la fórmula de cada comida, es decir, que si solo toca proteína con vegetales, es eso lo que vas a comer, sin agregarle frutas y otras cosas más (a menos que sean más vegetales, que eso sí está permitido). Lo mismo va para los carbohidratos: si la receta incluida en esta sección no contiene carbohidratos, entonces la receta que se escoja del recetario tampoco debe incluirlos. Y si hay un plato que te gustaría comer pero contiene carbohidratos, entonces puedes modificar la receta quitándole el carbohidrato. Te invito a que seas tan creativa como quieras, pero siempre siguiendo el mismo patrón esencial que te presento a continuación:

DÍA 1

Carbohidratos solo en las comidas 1 y 2.
Bebe un total de 3 litros de agua.

■ **COMIDA 1**
Batido de proteína NuShake con ½ taza de avena, 1 cucharada de semillas de chía en agua o leche vegetal sin azúcar (opcional: canela).

■ **COMIDA 2**
4 claras de huevo con tomate, cebolla y espárragos más 1 camote (*sweet potato*/batata) mediano acompañado de 1 taza de té verde o te de moringa.

■ **COMIDA 3**
Filete de tilapia o robalo acompañado con 2 tazas de todos los vegetales verdes de tu preferencia.

■ **COMIDA 4**
Escoge una de las siguientes proteínas: 3 claras de huevo hervidas, hamburguesa de pavo o pechuga de pollo desmenuzado.

■ **COMIDA 5**
Pechuga de pollo con espárragos.

■ **COMIDA 6**

Jugo verde: ½ pepino, 1 taza de espinaca, ½ zumo de un limón, 1 cucharada de espirulina en polvo, 1 cucharadita de semillas de chía, y 1 *scoop* de NuShake o un batido de NuShake en 8 oz de agua o leche vegetal sin azúcar, más canela.

DÍA 2

No carbohidratos.
Bebe un total de 3 litros de agua.

■ **COMIDA 1**

Revoltillo de 4 claras de huevo con vegetales de tu preferencia, o atún caliente. Toma 1 taza de té verde o té de moringa.

■ **COMIDA 2**

Pechuga de pollo desmenuzada.

■ **COMIDA 3**

Filete de salmón con ensalada verde.

■ **COMIDA 4**

Escoge entre 1 toronja o 1 manzana verde.

■ **COMIDA 5**

Tacos de lechuga con pollo.

■ **COMIDA 6**

Batido de proteína NuShake. (Recuerda que el batido no tiene sabor, si lo haces con agua, te va a saber a agua, por lo que puedes agregarle canela, cacao en polvo sin azúcar o prepararlo con 1 taza de leche vegetal sin azúcar).

DÍA 3

No carbohidratos.
Bebe un total de 3 litros de agua.

■ **COMIDA 1**

Hamburguesa de pollo o de pavo (solo la carne de hambuguesa, sin el pan).

■ **COMIDA 2**

Atún caliente o revoltillo de 4 claras de huevo con cebolla, tomate y espárragos.

- **COMIDA 3**

  Ensalada de pollo aderezada con NuSazón o vinagre balsámico.

- **COMIDA 4**

  Escoge entre 1 toronja o 1 manzana verde.

- **COMIDA 5**

  Carne de res sin grasa, sazonada con romero acompañada de un sofrito* de espinacas, cebolla y hongos.

- **COMIDA 6**

  3 claras de huevo hervidas.

*Para preparar un sofrito, rocía una sartén antiadherente con un poco de aceite en spray.

DÍA 4

Carbohidratos solo en las comidas 1 y 3.
Bebe un total de 3 litros de agua.

- **COMIDA 1**

  Batido de proteína NuShake con ½ taza de avena, 1 cucharada de semillas de chía en agua o leche vegetal sin azúcar (opcional: canela).

- **COMIDA 2**

  Revoltillo de 4 claras de huevo con vegetales de tu preferencia o 3 albóndigas de pavo.

- **COMIDA 3**

  Tilapia con crema de batata o papa.

- **COMIDA 4**

  Tacos proteicos.

- **COMIDA 5**

  Hamburguesa de portobello rellena de atún (solo la carne de hambuguesa, sin el pan).

- **COMIDA 6**

  Batido de NuShake. (Recuerda que el batido no tiene sabor, si lo haces con agua, te va a saber a agua, por lo que puedes agregarle canela, cacao en polvo sin azúcar o prepararlo con 1 taza de leche vegetal sin azúcar).

DÍA 5

No carbohidratos.

Bebe un total de 3 litros de agua.

- **COMIDA 1**

  Pudín de chía con un *scoop* de NuShake.

- **COMIDA 2**

  3 mini hamburguesas de carne molida de res, de pollo o de pavo (solo la carne de hambuguesa, sin el pan).

- **COMIDA 3**

  Salmón con *dip* de berenjena y tomate.

- **COMIDA 4**

  Atún caliente o tortilla de 4 claras de huevo con espinaca.

- **COMIDA 5**

  Pinchos mixtos.

- **COMIDA 6**

  Jugo verde: ½ pepino, 1 taza de espinaca, ½ zumo de un limón, 1 cucharada de espirulina en polvo, 1 cucharadita de semillas de chía y 1 *scoop* de NuShake, o un batido de NuShake en agua o en 1 taza de leche vegetal sin azúcar, más canela.

DÍA 6

No carbohidratos.

Bebe un total de 4 litros de agua.

- **COMIDA 1**

  Batido de proteína NuShake. (Recuerda que el batido no tiene sabor, si lo haces con agua, te va a saber a agua, por lo que puedes agregarle canela, cacao en polvo sin azúcar o prepararlo con 1 taza de leche vegetal sin azúcar).

- **COMIDA 2**

  Tacos proteicos.

- **COMIDA 3**

  Pechuga de pollo con arroz de coliflor y vegetales.

■ **COMIDA 4**

Escoge entre 1 toronja o 1 manzana verde.

■ **COMIDA 5**

Filete de carne magra de res con brócoli.

■ **COMIDA 6**

Helado proteico de chocolate: Licua 1 taza de leche de almendras sin azúcar (o agua), 1 *scoop* de NuShake, 1 cucharada de cacao en polvo sin azúcar, 2 sobres de stevia y mucho hielo. (Opcional: canela y un poco de almendras fileteadas para decorar y degustar).

DÍA 7

Carbohidratos sólo en las comidas 1 y 2.
Bebe un total de 4 litros de agua.

■ **COMIDA 1**

Batido de proteína NuShake con ½ taza de avena, 1 cucharada de semillas de chía en agua o leche vegetal sin azúcar (opcional: canela).

■ **COMIDA 2**

Calentao fit.

■ **COMIDA 3**

Filete de pescado acompañado con 2 tazas de tus vegetales preferidos.

■ **COMIDA 4**

Pizza de calabacín.

■ **COMIDA 5**

Hamburguesa de pollo con *dip* de berenjena y tomate (solo la carne de hambuguesa, sin el pan).

■ **COMIDA 6**

Jugo verde: ½ pepino, 1 taza de espinaca, ½ zumo de un limón, 1 cucharada de espirulina en polvo, 1 cucharadita de semillas de chía y 1 *scoop* de NuShake, o un batido de NuShake en agua o leche vegetal sin azúcar, más canela.

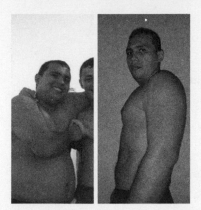

Inicié este cambio el 16 de enero de 2014, para esa época mi peso corporal llegaba a los 115 kg. Cansado de las afecciones que trae el sobrepeso, decidí cambiar mi estilo de vida por salud, quería un método más sano y reducir la probabilidad de enfermedades cardiacas pensando en mi futuro familiar, pues a mis 27 años deseo tener hijos y estar en las mejores condiciones para disfrutar de las funciones de ser padre.

Teniendo en cuenta lo anterior empecé a planificar las acciones a seguir para lograr mi meta, así que la lista fue incrementando con gran emoción. El gimnasio y reestructurar mis hábitos alimenticios fueron la principal opción, sin embargo, en el recorrido encontré una herramienta que fortaleció mi proceso y fue el libro Salvando vidas.

Con gran expectativa inicié la lectura de este libro, sin imaginar jamás el impacto que tendría en mi vida, al poner en práctica los maravillosos consejos que José Fernández comparte. Los testimonios allí plasmados me incitaron a hacer realidad mi proyecto.

Empecé por dejar a un lado los fritos y el azúcar, e inicié el consumo de proteína inspirado en las rutinas que el autor sugiere, logrando la pérdida de 25 kilos en 8 meses; ahora me siento más joven, más atlético, más dinámico, con más resistencia física y sobre todo muy motivado a seguir con este estilo de vida, el cual recomiendo a todos los lectores y a las personas que me preguntan cómo bajé de peso.

En mi mente siempre está la frase de José Fernández, "no es dejar de comer, es saber comer".

Roberto Ávila Martínez
Instagram: @ravila355

DÍA 8

Carbohidratos sólo en la comida 1.

Bebe un total de 4 litros.

- **COMIDA 1**

  Panquecas tricolor o hamburguesas de pollo con batata.

- **COMIDA 2**

  Revoltillo de 4 claras de huevo con cebolla, tomate y cilantro.

- **COMIDA 3**

  Pechuga de pollo con 2 tazas de vegetales verdes.

- **COMIDA 4**

  Helado proteico de chocolate: Licua 1 taza de leche de almendras sin azúcar (o agua), 1 *scoop* de NuShake, 1 cucharada de cacao en polvo sin azúcar, 2 sobres de stevia y mucho hielo. (Opcional: canela y un poco de almendras fileteadas para decorar y degustar).

- **COMIDA 5**

  Filete de pargo o robalo con vainitas, brócoli, coles de Bruselas o cualquier otro vegetal verde que gustes.

- **COMIDA 6**

  Pudín de chía con 1 *scoop* de NuShake.

DÍA 9

No carbohidratos.

Bebe un total de 2 litros de agua.

- **COMIDA 1**

  Tortilla de 4 claras de huevo con cebolla, tomate y espárragos.

- **COMIDA 2**

  Jugo verde: ½ pepino, 1 taza de espinaca, ½ zumo de un limón, 1 cucharada de espirulina en polvo, 1 cucharadita de semillas de chía y 1 *scoop* de NuShake, o un batido de NuShake en agua o leche vegetal sin azúcar, más canela.

- **COMIDA 3**

  Pinchos mixtos.

- **COMIDA 4**

  Nuggets de pollo (los que conformen 1 pechuga de pollo).

RETA TU VIDA

■ **COMIDA 5**

Salmón con ensalada de hojas verdes.

■ **COMIDA 6**

Toma un batido de proteína NuShake.

DÍA 10

Carbohidratos solo en la comida 1.

Toma un total de 2 litros de agua.

■ **COMIDA 1**

Revoltillos de 4 claras de huevo acompañado con una arepa sin sal o una papa mediana.

■ **COMIDA 2**

Batido de proteína NuShake. (Recuerda que el batido no tiene sabor, si lo haces con agua, te va a saber a agua, por lo que puedes agregarle canela, cacao en polvo sin azúcar o prepararlo con un vaso de leche vegetal sin azúcar).

■ **COMIDA 3**

5 albóndigas de pavo o pollo cocinadas con muchos vegetales.

■ **COMIDA 4**

Tacos proteicos.

■ **COMIDA 5**

El pescado de tu preferencia con vegetales.

■ **COMIDA 6**

Helado proteico de chocolate: Licua 1 taza de leche de almendras sin azúcar (o agua), 1 *scoop* de NuShake, 1 cucharada de cacao en polvo sin azúcar, 2 sobres de stevia y mucho hielo. (Opcional: canela y un poco de almendras fileteadas para decorar y degustar).

DÍA 11

Carbohidratos solo en las comidas 1 y 2.

Bebe un total de 1 litro de agua.

■ **COMIDA 1**

Panquecas tricolor o calentao fit.

■ **COMIDA 2**

Revoltillos de 4 claras de huevo acompañados de una arepa sin sal.

■ **COMIDA 3**

Filete de robalo o tilapia con espárragos.

■ **COMIDA 4**

Pizza de calabacín o tacos proteicos.

■ **COMIDA 5**

Carne magra de res con ensalada de hojas verdes.

■ **COMIDA 6**

Jugo verde: ½ pepino, 1 taza de espinaca, zumo de medio limón, 1 cucharada de espirulina en polvo, 1 cucharadita de semillas de chía y 1 *scoop* de NuShake, o un batido de NuShake en agua o leche vegetal sin azúcar más canela.

Sé que aunque sería lo ideal, muchos lamentablemente no podrán tener NuShake ni NuSazón disponible de manera inmediata, por lo tanto, en cuanto al batido de proteína, traten de buscar uno en el mercado que contenga entre 15 a 20 g de proteína, menos de 3 g de azúcar y menos de 5 g de carbohidratos; los sazonadores y aderezos, busquen que sean lo más naturales posible, es decir, que no contengan ni sal ni sodio ¡por favor! ¡Ah!, y para aquellas que no les gusten los batidos de proteínas, estos pueden ser sustituidos por cualquier otra proteína animal como claras de huevo o pechuga de pollo.

Espero que con esta guía puedas combatir la tan odiada celulitis y atenuarla. Recuerda que en la constancia está el éxito, yo te doy las herramientas y tú tienes el poder de mejorar tu vida.

▶ PLAN DE EJERCICIOS

Esta rutina está compuesta por:

6 ejercicios.
30 segundos cada uno.
3 repeticiones.

Debe ser realizada lunes, miércoles y viernes. Los martes, jueves y sábado puedes hacer cardiovascular.

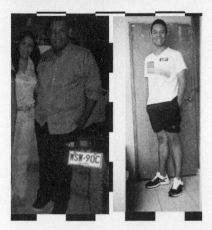

Con tan solo 18 años estaba en un grado de obesidad tremendo por malos hábitos alimenticios y una vida sedentaria, un día decidí tomar conciencia de todo esto, el mejor día de mi vida por así llamarlo, cuando una tía materna me prestó su libro Salvando vidas; con su nombre perfectamente puesto, me sobraban las ganas y la fuerza de voluntad, lo comencé a leer y cada vez me motivaba más la historia y los testimonios en este, siguiendo todo lo del libro al pie de la letra di ese increíble cambio que tanto anhelaba, llegué de pesar 155 kg a mi peso actual que son 86 kg, de ser talla 44 en pantalones hasta la 34, todo esto cambiando mis hábitos con el tan poderoso libro azul pero, no solo cambié físicamente, de paso y lo que más me motivó a lograr este cambio son los antecedentes de enfermedades como diabetes e hipertensión que hay en mi familia puesto que se rigen por el tradicional y tan errado concepto de: "estar gordo es estar saludable", y debido a esto he visto cómo se deteriora la salud de los que me rodean, y sabiendo de sus malos hábitos no hacen nada para cambiar, fue por esto la decisión: ser un ejemplo para ellos y para todas las personas que a diario comparten conmigo.

Leer Salvando vidas ha sido una de las mejores decisiones que tomé en mi vida, me ha traído muchas cosas positivas, ya no me acomplejo al momento de ir a comprar ropa, puedo salir con mis amigos sin escuchar las murmuraciones de la gente, pero lo mejor y lo que más me alegra es que he sido ejemplo para MUCHAS personas, soy como una muestra de que todo lo que queremos en la vida lo podemos lograr siempre y cuando tengamos la fuerza de voluntad y ese ejemplo a seguir que tanto nos motiva, en este caso el libro azul; a través de este proceso nos encontraremos con adversidades pero la vida se trata de eso, superar cada uno de los obstáculos que nos quieren hacer rendir, no podemos desistir y siempre debemos visualizar nuestro objetivo. De antemano, no me queda más que agradecerles a todas las personas que me apoyaron a lo largo de este proceso, mi familia, amigos y sobre todo a José Fernández, que con su libro azul SALVA VIDAS.

Carlos Andrés Gutiérrez
Instagram: @carlosqones

Rodillas al pecho: Siéntate en el piso, eleva las piernas unos 10 centímetros y apóyate sobre tus manos. Lleva las rodillas al pecho y estíralas.

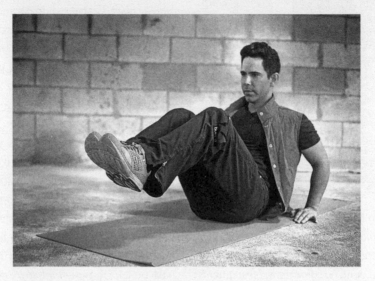

Crunch con mancuerna: Toma una mancuerna con ambas manos sosteniéndola por arriba de tu cabeza con los brazos estirados, acostada boca arriba y con las piernas levemente flexionadas. Eleva el torso tratando de que la pesa toque los pies que elevarás levemente en conjunto con el torso.

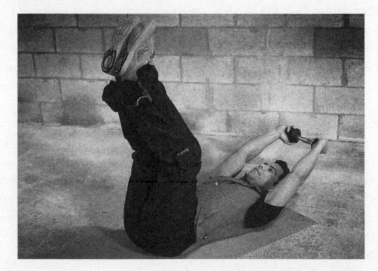

Crunch con piernas levemente flexionadas en el aire: Recuéstate sobre tu espalda, coloca las manos detrás de la nuca, estira las piernas y flexiona las rodillas, eleva el torso de manera que los codos y las rodillas se toquen.

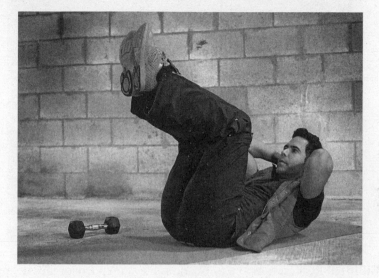

Abdominal con mancuerna con una mano estirada: Acostada boca arriba, toma una mancuerna con la mano derecha sin despegar los pies del piso, toca el techo con la mancuerna y baja manteniendo la mano estirada, repite el movimiento con la mano izquierda.

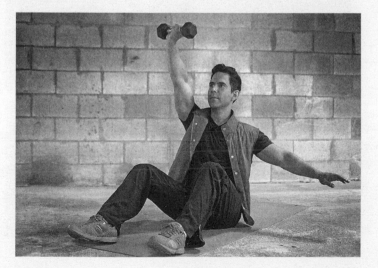

Plank: Colócate boca abajo en el piso apoyada sobre tus antebrazos y las puntas de tus pies, mantén la espalda recta y el abdomen contraído por un determinado tiempo.

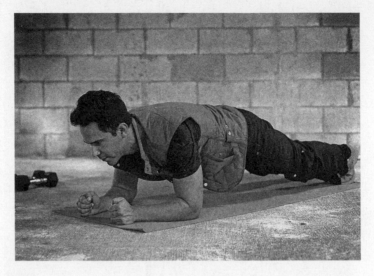

Bicicleta: Recuéstate sobre tu espalda. Eleva un poco los pies del piso y pon tus manos detrás de la cabeza. Lleva tu codo izquierdo hacia tu rodilla derecha levantando ligeramente el torso y flexionando la pierna derecha; sin bajar el torso, eleva la otra pierna para que tu codo derecho toque la rodilla izquierda mientras la pierna derecha se estira.

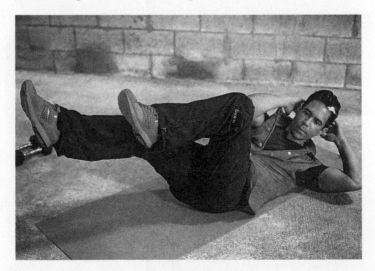

>>> 8 DÍAS

¡Aquí comienza lo bueno! Para nosotros que nos gustan los brazos fortalecidos y tener un pecho de película, este reto es el comienzo ideal, complementándolo con la rutina de ejercicios para lograr la meta y robarnos las miradas de las chicas.

📷 TIP INSTAGRAM

TIPS PARA LOGRAR UN CUERPO FIT Y SALUDABLE

1. Olvídate de la báscula: El espejo y tu ropa serán tus aliados para evaluar tu progreso, por eso, tómate una foto de perfil, de frente y de espalda cada semana y la vas guardando para que plasmes y visualices tus avances semanalmente.

2. Ponte metas realistas y a corto plazo: palabras como "rebajar y aumentar" no funcionan en la mente; mejor di "quiero perder 4 tallas", "incluiré más vegetales en todas mis comidas", "lograré que mi jeans favorito me quede en 2 meses".

3. Toma agua: Haz del agua tu bebida favorita; si te aburre el sabor, agrégale cáscara de alguna fruta, pepino, hojas de menta, infusiones de té naturales, etc.

4. Limpia tu despensa: Compra muchos vegetales, frutas, carbohidratos complejos, grasas buenas, cereales integrales, proteína animal con poca grasa, olvida los embutidos, dulces y todo lo procesado.

5. Come cada 3 horas pequeñas comidas para mantener acelerado tu metabolismo, controlar la ansiedad y el apetito.

6. Recuerda que todo es "poco a poco", que el proceso es lento pero satisfactorio. Si tratas de cambiar todos los malos hábitos en una semana, vas a colapsar y abandonarás el proceso.

7. Ejercítate: Practica cualquier actividad física que te guste y disfrutes, de 3 a 5 veces a la semana por 40 minutos.

8. Relájate: Disfruta cada paso por muy pequeño que sea, te acercará más a la meta. Evita el estrés, situaciones de tensión y duerme de 7 a 8 horas diarias.

9. Visualiza el cambio en tu mente y lo verás reflejado en tu cuerpo. #SalvaTuVida #SalvandoVidas

Importante: En cada una de las comidas de este reto te doy una idea de lo que debes comer, pero puedes reemplazarlo por cualquiera de las opciones que doy en el capítulo de El recetario para que tu alimentación sea variada, o a su vez puedes crear tú mismo tus platos dejándote llevar por la imaginación, siempre y cuando mantengas la fórmula de cada comida, es decir, que si solo toca proteína con vegetales, es eso lo que vas a comer, sin agregarle frutas y otras cosas más (a menos que sean más vegetales, que eso sí está permitido). Lo mismo va para los carbohidratos: si la receta incluida en esta sección no contiene carbohidratos, entonces la receta que se escoja del recetario tampoco debe incluirlos. Y si hay un plato que te gustaría comer pero contiene carbohidratos, entonces puedes modificar la receta quitándole el carbohidrato. Te invito a que seas tan creativo como quieras, pero siempre siguiendo el mismo patrón esencial que te presento a continuación:

DÍA 1

Carbohidratos en las comidas 1, 2, 3 y 4.
Bebe 4 litros de agua.

- **COMIDA 1**
  6 claras de huevo con papa al vapor o 1 taza de arroz.

- **COMIDA 2**
  Batido de proteína NuShake con 1 taza de avena.

- **COMIDA 3**
  Pechuga de pollo con 1 taza de quínoa o 1 taza de arroz y 2 tazas de vegetales.

- **COMIDA 4**
  Batido de proteína NuShake con ½ taza de avena.

- **COMIDA 5**
  Robalo o tilapia con 2 tazas de vegetales.

- **COMIDA 6**
  6 claras de huevo.

DÍA 2

Carbohidratos en la comida 1.

Bebe 4 litros de agua.

- **COMIDA 1**

    6 claras de huevo con 1 taza de avena o 1 papa mediana.

- **COMIDA 2**

    Batido de proteína NuShake en agua.

- **COMIDA 3**

    Salmón o pechuga de pollo con 2 tazas de vegetales.

- **COMIDA 4**

    Hamburguesa de pollo o pavo con 6 claras de huevo (solo la carne de hambuguesa, sin el pan).

- **COMIDA 5**

    Pechuga de pollo o tilapia con 2 tazas de vegetales.

- **COMIDA 6**

    Batido de proteína NuShake.

DÍA 3

Carbohidratos en las comidas 1 y 2.

Bebe 6 litros de agua.

- **COMIDA 1**

    6 claras de huevo o atún con 1 taza de quínoa o 1 taza de arroz.

- **COMIDA 2**

    Pollo desmechado o hamburguesa de pollo o pavo (solo la carne de hambuguesa, sin el pan) con papa al vapor o arepa paisa (arepa de maíz, sin sal).

- **COMIDA 3**

    Solomito de res o salmón con 2 tazas de vegetales.

- **COMIDA 4**

    Batido de proteína NuShake.

- **COMIDA 5**

    Pechuga de pollo con pasta de calabacín.

■ **COMIDA 6**

6 huevos hervidos.

DÍA 4

No carbohidratos.
Bebe 6 litros de agua.

■ **COMIDA 1**

Pollo desmechado o atún cocinado con cebolla y tomate.

■ **COMIDA 2**

Batido de proteína NuShake en agua.

■ **COMIDA 3**

Pechuga de pollo con 2 tazas de vegetales.

■ **COMIDA 4**

Batido de proteína NuShake en agua.

■ **COMIDA 5**

Robalo o tilapia con 2 tazas de vegetales.

■ **COMIDA 6**

6 claras de huevo o atún cocinado con cebolla y tomate.

DÍA 5

Carbohidratos en las comidas 1, 2 y 3.
Bebe 5 litros de agua.

■ **COMIDA 1**

Batido de proteína NuShake con 1 taza de avena.

■ **COMIDA 2**

1 taza de avena.

■ **COMIDA 3**

Pechuga de pollo con papa al vapor o 1 taza de arroz y 2 tazas de vegetales.

■ **COMIDA 4**

Pollo desmechado o hamburguesa de pollo o pavo (solo la carne de hambuguesa, sin el pan).

- **COMIDA 5**

  Robalo o tilapia con 2 tazas de vegetales.

- **COMIDA 6**

  Batido de proteína NuShake en agua.

DÍA 6

No carbohidratos.

Bebe 4 litros de agua.

- **COMIDA 1**

  6 claras de huevo con vegetales.

- **COMIDA 2**

  Batido de proteína NuShake en agua.

- **COMIDA 3**

  Pechuga de pollo o robalo con 2 tazas de vegetales.

- **COMIDA 4**

  Manzana o kiwi con fresas.

- **COMIDA 5**

  Pechuga de pollo con 2 tazas de vegetales.

- **COMIDA 6**

  Batido de proteína NuShake en agua.

DÍA 7

Carbohidratos en las comidas 1 y 2.

Bebe 3 litros de agua.

- **COMIDA 1**

  Batido de proteína NuShake con 1 taza de avena.

- **COMIDA 2**

  6 claras de huevo o pollo desmechado con 1 taza de arroz, papa al vapor o quínoa.

- **COMIDA 3**

  Robalo o salmón con 2 tazas de vegetales.

■ **COMIDA 4**

6 claras de huevo o hamburguesa de pavo o pollo con vegetales.

■ **COMIDA 5**

Tilapia o pargo con 2 tazas de vegetales.

■ **COMIDA 6**

Batido de proteína NuShake en agua.

DÍA 8

No carbohidratos.

Bebe 2 litros de agua antes de la 1 pm.

■ **COMIDA 1**

Pechuga de pollo con 2 tazas de vegetales.

■ **COMIDA 2**

Batido de proteína NuShake en agua.

■ **COMIDA 3**

Pollo desmechado o atún cocinado con cebolla y tomate.

■ **COMIDA 4**

Batido de proteína NuShake en agua.

■ **COMIDA 5**

Robalo o tilapia con 2 tazas de vegetales.

■ **COMIDA 6**

6 claras de huevo o atún cocinado con cebolla y tomate.

▶ PLAN DE EJERCICIOS

Esta rutina está compuesta por

6 ejercicios.
30 segundos cada uno.
3 repeticiones.

Debe ser realizada lunes, miércoles y viernes. Los martes, jueves y sábado puedes hacer cardiovascular.

Push-up: Colócate boca abajo en el piso apoyado sobre las palmas de tus manos y las puntas de tus pies, y la espalda recta. Flexiona los brazos y baja el cuerpo hasta que tu pecho casi toque el piso. Estira nuevamente los brazos y repite el movimiento.

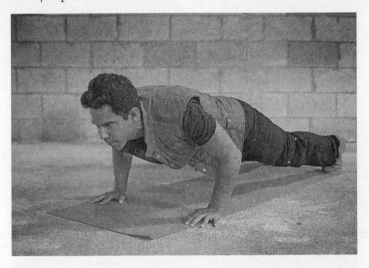

Jumping jacks en posicion de push-up: En posición de planchas, sin despegar las manos del piso, abre las piernas de un salto y regrésalas a la posición de planchas de otro brinco. Repite el movimiento.

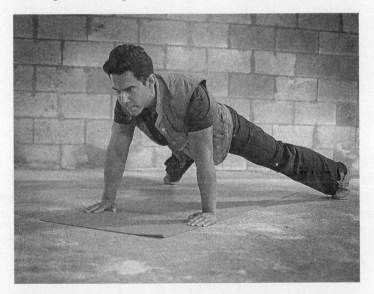

Brinca al frente, brinca hacia atras en posicion de push-up:

Colócate en posición de planchas, pero tus piernas deberán estar más abiertas que tus hombros. Sin desprender las manos del piso, da un salto con ambos pies hacia tus manos y regresa a la posición inicial saltando en reversa.

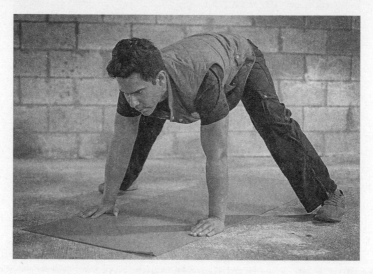

Saltos laterales en posición de push-up: Adopta la posición de planchas y salta con las piernas juntas hacia tu hombro derecho. Regresa a la posición inicial y salta enseguida hacia tu hombro izquierdo sin despegar nunca las manos del piso.

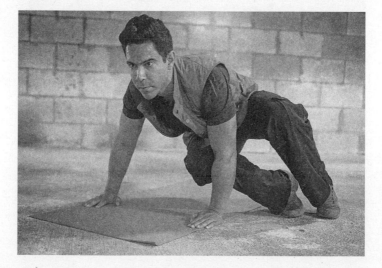

Push-up con piernas en la silla: Ponte en posición de planchas: Sin despegar las manos del piso, abre las piernas de un salto y regrésalas a la posición de planchas de otro brinco.

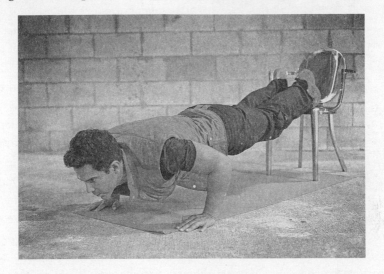

Levantamiento lateral en posición de push-up: En posición de planchas con las piernas un poco abiertas, apóyate sobre tu mano izquierda, alza el brazo derecho casi extendido por fuera de tu cuerpo hasta que llegue a la altura de tu hombro, baja colocando la mano en el suelo, realiza un push-up y haz el mismo procedimiento con el otro brazo.

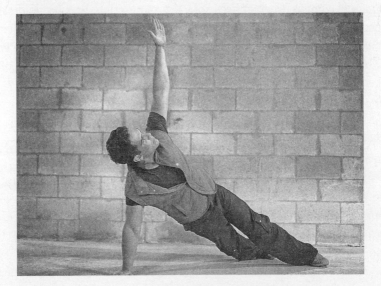

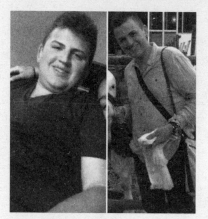

Desde que empecé mi transición de niño a adolescente, en lo primero que pensaba era en comer y jugar, siendo cada uno lo más importante en ese despertar a la vida.

Tengo el recuerdo muy claro del dinero que me daban mis padres para gastar en el colegio. Consumía de todo: comida chatarra y mecato, lo que más me gustaba, pero yo sentía que no quedaba satisfecho, inclusive me mantenía cansado, a pesar de que mi vida era demasiado sedentaria. Al terminar mi jornada académica mi padre me recogía y siempre estaba comiendo algo, cono, papitas, perro… y luego me llevaba a comer a algún sitio que nos gustara, donde debo admitir que exageraba en lo que pedía: combos de hamburguesa, asados, costillas, alitas… acompañado de jugos, malteadas o gaseosas saturados de azúcares, la lista me quedaría corta. Así fue durante toda mi primaria, secundaria y universidad. Ya a mis 20 años empecé a sentir que para la gente y mi familia (el monito o Dani, como me dicen cariñosamente), ya era el "GORDO". Sentía que esta situación empezaba a incomodarme con las mujeres, amigos y familia, y el cambio físico no llegó solo, eran impresionantes los dolores de cabeza que a menudo sentía; la dificultad era que no sabía cómo dejar de comer y las dietas convencionales no me llamaban la atención, porque eran muy estrictas, además de aguantar hambre y deteriorar la salud y apariencia física; hasta que tuve el placer de conocer al entrenador José (en el restaurante La Luciola, donde laboro con mi familia en la ciudad de Medellín), que con su profesionalismo y sabiduría, y el éxito alcanzado en varios países, se enfocó en mí, en Daniel Burgos Gil; examinó mi estado físico y masa corporal obteniendo como resultado un diagnóstico de obesidad extrema, al borde de obesidad clínica, e inmediatamente al identificar mi necesidad y con base en esto, diseñó mi mejor estructura alimenticia, mi dieta con la que estoy muy contento y agradecido, porque soy otro, más dinámico, enérgico, al que le nació el gusto por hacer deporte: montar bicicleta; ya llevo una vida más sana y saludable, ¡me siento muy bien!

Además de ser una dieta personalizada, de no aguantar hambre (por el contrario, comer cada tres horas), mi apariencia y estado físico son excelentes, lo mejor, mantengo el peso ideal, ya que ni aumento ni rebajo, realmente siento un cambio en mi vida. ¡Gracias, José, realmente sí salvaste mi VIDA!

Daniel Burgos Gil
Instagram: @danielburgos1291

RETO: ABDOMEN PLANO

>>> 9,5 DÍAS

Aquí viene la buena noticia: ¡todos tenemos los cuadritos! Con este reto sacaremos la grasa que está entre la piel y el músculo ¡para que tengas el placer de conocerlos por primera vez! Y para los que tienen un alto nivel de grasa abdominal será un buen comienzo.

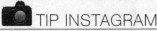 TIP INSTAGRAM

FORMAS DE CUERPO

Todos los seres humanos poseemos características físicas distintas; bien sea por herencia, por el buen o mal comer (engordamos o rebajamos) o porque simplemente Dios así lo quiso. Muchos no se conforman y buscan hacer de todo para mejorar su apariencia y sentirse bien consigo mismos, desde cirugías plásticas hasta ponerse cinta plástica en la boca para dejar de comer, siendo todo una total locura.

Existen diferentes tipos de cuerpo; según mi experiencia, el más anhelado por las mujeres es el "reloj de arena" curvilíneo y armónico. Algunas afortunadas dirán "¡bendita herencia!".

Por otro lado existen los cuerpos que son "rectos"; ni curvas por aquí ni curvas por allá y así sucesivamente. Sin embargo, quiero enfocarme en dos que son los más populares, los que predominan entre los demás y los que más consecuencias pueden traernos si no le prestamos la atención que se debe; ellos son: el "cuerpo de manzana" (cuerpo androide) y el "cuerpo de pera" (cuerpo ginoide). Hay que tener cuidado con estos tipos de cuerpo ya que son catalogados como "obesos" y ya ustedes saben los problemas que esto implica.

(continúa)

En el cuerpo de manzana la grasa se distribuye mayormente de la cintura para arriba, es decir a nivel abdominal, espalda y brazos, esto está relacionado con padecer enfermedades como hipertensión arterial, del corazón, infartos, colesterol alto y padecimientos renales.

Por otro lado, en el cuerpo en forma de pera la grasa se distribuye principalmente de la cintura para abajo, es decir, en la cadera, muslos, piernas; esto está relacionado con padecer enfermedades relacionadas con la vesícula y várices.

Ambas formas del cuerpo pueden prevenirse o mejorar llevando a cabo una alimentación saludable, actividad física regular (cardiovascular principalmente) y tomando agua para mantenerse hidratado, el metabolismo funciona como debe ser: movilizando y desechando la grasa. Y esto también aplica para el resto de formas de cuerpo, si un cuerpo en forma de reloj de arena no se cuida, se convierte en un reloj de pared (aunque suene gracioso, la obesidad no es un chiste). No me cansaré de decir que llevar una vida llena de buenos hábitos te hará cumplir y mantener todos los objetivos que tengas con tu vida y con tu cuerpo alejando todo lo malo, especialmente las enfermedades; sin olvidar que por muy bonito que pueda lucir un cuerpo, no quiere decir que su salud también esté igual de linda. ¡Mejora tus hábitos, cuida tu cuerpo!

Importante: En cada una de las comidas de este reto te doy una idea de lo que debes comer, pero puedes reemplazarlo por cualquiera de las opciones que doy en el capítulo de El recetario para que tu alimentación sea variada, o a su vez puedes crear tú mismo tus platos dejándote llevar por la imaginación, siempre y cuando mantengas la fórmula de cada comida, es decir, que si solo toca proteína con vegetales, es eso lo que vas a comer, sin agregarle frutas y otras cosas más (a menos que sean más vegetales, que eso sí está permitido). Lo mismo va para los carbohidratos: si la receta incluida en esta sección no contiene carbohidratos, entonces la receta que se escoja del recetario tampoco debe incluirlos. Y si hay un plato que te gustaría comer pero contiene carbohidratos, entonces puedes modificar la receta quitándole el carbohidrato. Te invito a que seas tan creativo como quieras, pero siempre siguiendo el mismo patrón esencial que te presento a continuación:

DÍA 1

Carbohidratos solo en las comidas 1 y 3.

Mujeres: 3 litros de agua. Hombres: 4 litros de agua.

■ **COMIDA 1**

Escoge una proteína: claras de huevo o atún en agua, y combínala con uno de estos carbohidratos: avena (en agua), papa o batata asada.

■ **COMIDA 2**

Batido de proteína en 8 oz de agua.

■ **COMIDA 3**

Escoge una proteína: pechuga de pollo, pargo o tilapia, y combínala con uno de estos carbohidratos: arroz, pasta, batata o papa; acompáñala con 1 taza de vegetales.

■ **COMIDA 4**

Pechuga de pollo desmenuzado o tortilla de claras de huevo con vegetales.

■ **COMIDA 5**

Escoge una proteína entre salmón o pechuga de pollo y acompáñala con ensalada de hojas verdes.

■ **COMIDA 6**

Helado proteico: Licua un 1 *scoop* de proteína, poca agua, mucho hielo, canela y un poco de almendras fileteadas.

DÍA 2

No carbohidratos.

Mujeres: 3 litros de agua. Hombres: 4 litros de agua.

■ **COMIDA 1**

Revoltillo de claras de huevo con cebolla, tomate, espárragos y cilantro, o pechuga de pollo desmenuzado.

■ **COMIDA 2**

Batido de proteína en 8 oz de agua.

■ **COMIDA 3**

Escoge una proteína entre pescado, lomito de res o pechuga de pollo, y acompáñala con 2 tazas de vegetales.

■ **COMIDA 4**

Hamburguesa de pollo, de pavo o atún en agua.

■ **COMIDA 5**

Escoge una proteína entre pechuga de pavo, pargo o tilapia, y acompáñala con vegetales verdes como el brócoli, vainitas o coles de Bruselas.

■ **COMIDA 6**

Batido de proteína en 8 oz de agua con 8 almendras.

DÍA 3

No carbohidratos.
Mujeres: 3 litros de agua. Hombres: 4 litros de agua.

■ **COMIDA 1**

Batido de proteína en 8 oz de agua.

■ **COMIDA 2**

Tortilla de claras de huevo con vegetales o atún caliente con tomate y cebolla.

■ **COMIDA 3**

Escoge una proteína entre lomito, pechuga de pavo o tilapia, y acompáñala con 2 tazas de tus vegetales favoritos.

■ **COMIDA 4**

Batido de proteína en 8 oz de agua con 8 almendras.

■ **COMIDA 5**

Escoge una proteína entre salmón, mahi-mahi o pechuga de pollo, y acompáñala con 2 tazas de vegetales verdes.

■ **COMIDA 6**

Claras de huevo; pueden ser hervidas o en forma de tortilla.

DÍA 4

Carbohidratos solo en las comidas 1 y 2.
Mujeres: 4 litros de agua. Hombres: 6 litros de agua.

■ **COMIDA 1**

Escoge una proteína entre pechuga de pollo desmenuzada o claras de huevo, y combínala con uno de estos carbohidratos: avena (en agua), papa, batata o arroz.

RETA TU VIDA

■ **COMIDA 2**

Batido de proteína con avena en 8 oz de agua.

■ **COMIDA 3**

Escoge una proteína entre salmón, pechuga de pollo, de pavo o atún; y acompáñala con 2 tazas de vegetales.

■ **COMIDA 4**

Albóndigas de pavo o de pollo.

■ **COMIDA 5**

Pinchos de pollo con ensalada de hojas verdes, o filete de pescado con espárragos o brócoli.

■ **COMIDA 6**

Helado proteico: Licua 1 *scoop* de proteína, poca agua, mucho hielo, canela y un poco de almendras fileteadas.

DÍA 5

No carbohidratos.
Mujeres: 4 litros de agua. Hombres: 6 litros de agua.

■ **COMIDA 1**

Revoltillo de claras de huevo con vegetales o pechuga de pollo desmenuzada.

■ **COMIDA 2**

Batido de proteína en 8 oz de agua.

■ **COMIDA 3**

Escoge una proteína entre pechuga de pavo, de pollo, tilapia o pargo, y acompáñala con 2 tazas de vegetales.

■ **COMIDA 4**

1 manzana verde con 2 cucharadas de mantequilla de maní.

■ **COMIDA 5**

Filete de pescado con vegetales verdes como brócoli, espárragos o espinaca, o ensalada de atún.

■ **COMIDA 6**

Helado proteico: Licua 1 *scoop* de proteína, poca agua, mucho hielo, canela y un poco de almendras fileteadas.

DÍA 6

No carbohidratos.

Mujeres: 4 litros de agua. Hombres: 6 litros de agua.

- **COMIDA 1**

  Escoge una proteína entre claras de huevo, atún en agua o hamburguesa de pavo.

- **COMIDA 2**

  Batido de proteína en 8 oz de agua.

- **COMIDA 3**

  Escoge una proteína entre salmón, tilapia, pechuga de pollo o pechuga de pavo, y acompáñala con 2 tazas de vegetales verdes.

- **COMIDA 4**

  Revoltillo de claras de huevo, atún en agua o hamburguesa de pavo.

- **COMIDA 5**

  Escoge una proteína entre pechuga de pollo, carne magra de res o tilapia, y acompáñala con el vegetal verde de tu preferencia.

- **COMIDA 6**

  Batido de proteína en 8 oz de agua más 8 almendras.

DÍA 7

Carbohidrato solo en comida 1.

Mujeres: 4 litros de agua. Hombres: 6 litros de agua.

- **COMIDA 1**

  Escoge una proteína entre claras de huevo, atún en agua o hamburguesa de pollo, y combínala con uno de estos carbohidratos: arepa sin sal, arroz, avena (en agua), papa o batata.

- **COMIDA 2**

  Pudín de chía con 1 *scoop* de proteína.

- **COMIDA 3**

  Escoge una proteína entre carne magra de res, tilapia o pechuga de pollo, y acompáñala con los vegetales de tu preferencia.

- **COMIDA 4**

  Pechuga de pollo desmenuzada, albóndigas de pavo o atún en agua.

RETA TU VIDA

- **COMIDA 5**

  Salmón con espárragos, o pechuga de pollo o de pavo con 2 tazas de vegetales.

- **COMIDA 6**

  Helado proteico: Licua 1 *scoop* de proteína, poca agua, mucho hielo, canela y un poco de almendras fileteadas.

DÍA 8

No carbohidratos.
Mujeres: 2 litros de agua. Hombres: 3 litros de agua.

- **COMIDA 1**

  Revoltillo de claras de huevo con vegetales, o atún caliente con tomate, cebolla y cilantro.

- **COMIDA 2**

  Batido de proteína en 8 oz de agua.

- **COMIDA 3**

  Escoge una proteína entre salmón, tilapia o pechuga de pollo, y acompáñala con 2 tazas de vegetales.

- **COMIDA 4**

  Albóndigas de pavo o pechuga de pollo desmenuzada.

- **COMIDA 5**

  Filete de pescado con 2 tazas de vegetales o ensalada de pollo.

- **COMIDA 6**

  Batido de proteína en 8 oz de agua más 8 almendras.

DÍA 9

No carbohidratos.
Mujeres: 1 litro de agua. Hombres: 2 litros de agua.

- **COMIDA 1**

  Escoge una proteína entre claras de huevo, atún en agua o pechuga de pollo desmenuzado.

- **COMIDA 2**

  Batido de proteína en 8 oz de agua.

■ **COMIDA 3**

Albóndigas de pavo, pollo o carne molida con vegetales.

■ **COMIDA 4**

2 kiwis con 6 fresas.

■ **COMIDA 5**

Hamburguesa de pavo o pollo con ensalada de hojas verdes, o filete de pescado con brócoli.

■ **COMIDA 6**

Solo está permitido comer claras de huevo (pueden ser hervidas o en revoltillo).

DÍA 9,5

Carbohidratos solo en las comidas 1 y 2.
Mujeres y hombres: 1 litro de agua.

■ **COMIDA 1**

Batido de proteína con avena en 8 oz de agua.

■ **COMIDA 2**

Escoge una proteína entre pollo desmenuzado, atún en agua o claras de huevo, y combínala con uno de estos carbohidratos: papa, batata o avena (en agua).

■ **COMIDA 3**

Carne magra de res con espárragos, o pinchos de pollo con ensalada de hojas verdes.

¡Felicidades! Has terminado el reto y unas libritas de más se te han ido para no volver jamás, eso espero. En alguna de las próximas comidas puedes comerte ¡lo que quieras!, y luego a las 3 horas comer proteína y vegetales.

A partir de este momento, ya tuviste que haber comenzado a notar el cambio que hay en tu cuerpo y ya aprendiste en qué comida poner tus carbohidratos para beneficio de tu salud.

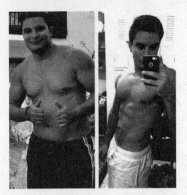

Todo empezó cuando decidí darle un giro de 180º a mi vida; la verdad que nunca me imaginé que iba a llegar a tener mi abdomen marcado, iba siempre al gym entrenaba duro pero no desaparecía mi barriga, jaja; llevaba ya más de un año entrenando, hasta que un día, explorando en las redes sociales, vi los testimonios del entrenador José, cosa que creía y no creía pero me decidí a probar un reto que él publicó de los 11 días y medio para los abs, y no me lo van a creer, bueno ni yo me lo creía, después que terminé el reto la verdad que bajé de peso, estaba alrededor de las 145 libras y terminé en 128 libras y con mi abdomen marcado, me sorprendí tanto porque durante el tiempo del reto solo realicé una sola rutina para abdominales, jajaja; desde ese momento decidí cambiar mi alimentación: antes comía 3 veces al día platos fuertes, ahora como 5 a 6 veces al día en porciones moderadas y se come muy rico, con el libro azul comprendí muchas cosas sobre la importancia de nuestra vida y lo benéfico que es comer saludable, ah, y por cierto, desde que me alimento sanamente no me he enfermado para nada, ni una gripe me ha dado, tenía principios de gastritis y ahora ya no los tengo, me siento muy sano y es un estilo de vida muy saludable que deberían seguir todas las personas, te doy gracias José por compartir tus conocimientos para que cada vez más personas nos unamos a llevar una vida saludable.

Álvaro Pozo
Instagram: @PC_ALVARO

▶ PLAN DE EJERCICIOS

Esta rutina está compuesta por

6 ejercicios.
30 segundos cada uno.
3 repeticiones.

Debe ser realizada lunes, miércoles y viernes. Los martes, jueves y sábado puedes hacer cardiovascular.

Posición de catcher: Parado con las piernas separadas a la altura de tus hombros, flexiona las rodillas y baja la parte superior del cuerpo hasta que los muslos queden paralelos al piso. Junta las manos enfrente de tu cara y aguanta en esa posición.

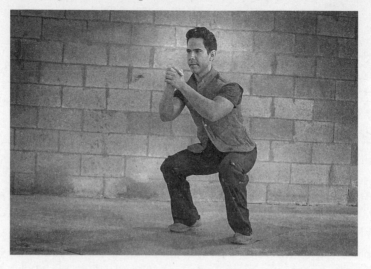

Sentadillas regulares: Parado con las piernas abiertas a la altura de los hombros, flexiona las rodillas para que tu cuerpo baje hasta que tus muslos queden paralelos al piso.

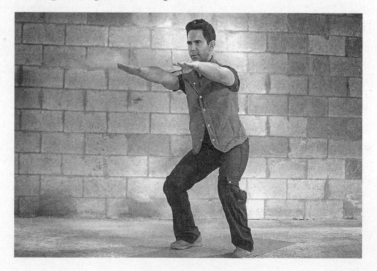

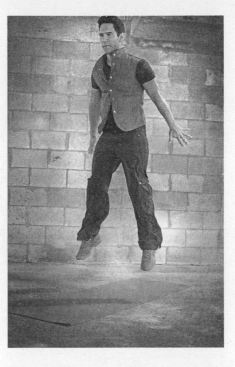

Sentadillas regulares brincadas: Haz un squat. Cuando vayas para arriba, hazlo de manera explosiva para dar un salto. Al caer, flexiona inmediatamente las piernas para hacer otro squat.

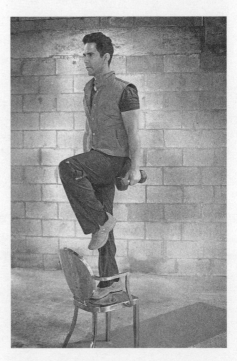

Step en silla con levantamiento de rodilla: Párate frente a una silla, sube la pierna derecha y eleva la rodilla izquierda. Repite el movimiento sin bajar la pierna derecha de la silla. Luego realiza de nuevo el ejercicio colocando la otra pierna. (Por seguridad, coloca la silla pegada a una pared o que una persona la tenga sujetada mientras haces el ejercicio).

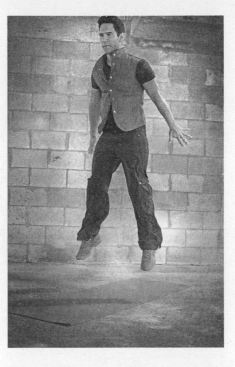

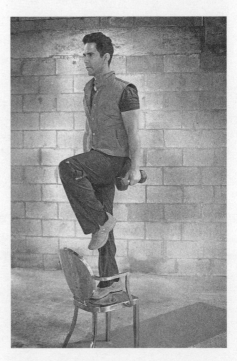

Reverse lounge: Parado con los pies separados a la altura de los hombros, da un paso con tu pierna derecha hacia atrás, flexiona las rodillas y baja el cuerpo hasta que tu muslo izquierdo y tu espinilla derecha queden paralelos al piso. Regresa a la posición inicial. Repite con la otra pierna.

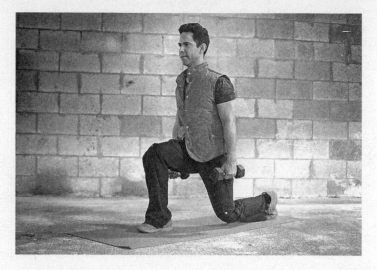

Peso muerto: De pie con las piernas ligeramente separadas, toma dos mancuernas y colócalas frente a tus muslos. Flexiona la espalda y saca hacia atrás las caderas para bajar las pesas lo más que puedas sin tocar el piso ni doblar las rodillas.

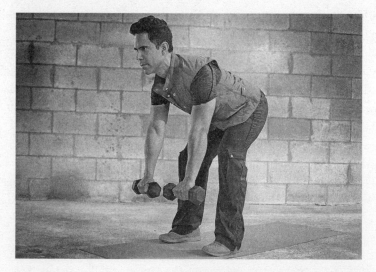

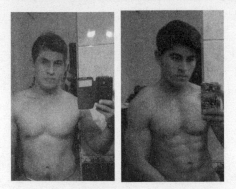

No sé en qué momento empecé a subir de peso tan abruptamente, me dedicaba a comer cualquier cosa y no le prestaba atención alguna a lo que ingería cada día. Según yo, alimentarse bien era desayunar y cenar poquito, pero en el almuerzo comer lo que me colocaran en la mesa. Comía panes blancos a cada instante con queso derretido, chocolates y, mi preferido, dos tazas de Choco Krispies™ con leche todas las santas noches. En cine me comía dos perros calientes, más las crispetas y la Coca-Cola™, que no podía faltar. Mi nana me decía todos los días: ojo, te noto como desesperado y con ansiedad.

Sin darme cuenta, estaba pesando 96 kilos y era talla 36 en pantalón, siempre veía los cuerpos como lo quería tener pero nunca hacía nada para cambiar, entraba al gimnasio, pero seguía comiendo de la misma manera y, al no ver resultados, dejaba inmediatamente de asistir. Una noche cualquiera mi papá me trajo una sorpresa, era un jean que me había gustado y me lo regaló sin pedírselo, fui a medírmelo y no me entró, lentamente estaba pasando de ser talla 36 a 38, inmediatamente comencé a llorar y me dije a mí mismo: no puede ser que un joven de 26 años como yo esté pasando por esto y no haga nada para detenerlo. Creo que esa fue mi motivación, imaginarme que esa burbuja crecía y crecía, y sin darme cuenta podría llegar a algún estado de obesidad mórbida.

El lunes inmediatamente después de esa semana (ya sabe, siempre se comienza los lunes, ajajaja) decidí entrar al gimnasio y a hacer un entrenamiento llamado insanity por mi cuenta. La verdad asistí al gimnasio porque quería un espacio solo para mí. Me dieron un balance nutricional que la verdad a mí no me convenció mucho, ya que eran frutas en la mañana y en la noche, razón por la cual decidí investigar por mi cuenta y estudiar un poco sobre el tema. La gente se burlaba de mí porque me colocaba camisetas licradas aun estando gordo y me veían saltando como un loco con mi portátil y un pequeño parlante que llevaba para colocar mi música. En los primero 60 días llegué a bajar casi 16 kilos gracias a la buena alimentación y la constancia, a partir de ahí no me paraba nadie y esto se volvió mi vida, llegando a resultados que jamás pensé que podría alcanzar. Creo que las claves para lograr mis objetivos fueron: primero aceptarme tal cual y como yo era, vestirme como siempre deseé, así se me *salieran los gordos por los lados; segundo, no hacerle caso a todas las críticas y energías negativas que me decían todos los días que jamás iba a lograrlo solo alimentándome bien y con ejercicio; y tercero la paciencia, la calma y la dedicación que me coloqué para alcanzar mi sueño. Sí se puede bajar de peso y lograr la figura que quieres con una buena alimentación y ejercicio, todo está en cuánto lo deseas, enfocarte, teniendo paciencia y perseverancia, ya que el camino no es fácil, pero sí gratificante.*

Alexander Morales
Instagram: @thinkfit176

RETO: AUMENTAR LA MASA MUSCULAR

>>> 7 DÍAS

Buscar perder peso es "una batalla" constante en la mayoría de personas, el mercado nos ofrece una infinidad de opciones para lograr dicho objetivo, desde las pastillas mágicas, los tés milagrosos y cualquier cantidad de porquerías (perdón por la palabra, pero es verdad) que con historias asombrosas venden y lo peor de todo es que no se imaginan la cantidad de personas que caen en esto.

Advertencia: Si después de leer *Salvando vidas* y estar leyendo este libro se atreven a comprar esas cosas venidas del más allá o del más acá o de donde sea para perder peso… van a tener pesadillas conmigo o peor aún, ¡les voy a jalar las patas! Ya lo saben… quedaron avisados.

Pero el hecho es que existe todo lo habido y por haber para quitarse esas libras de más; pero ¿qué sucede con las personas que por más que comen y comen no suben de peso? Son personas que padecen por su flacura, que no quieren salir a la calle porque se sienten frustradas, que darían lo que fuera por verse más fornidas, con más músculo, con más forma; aunque para muchos de ustedes este sería "un estado ideal" no crean que es así, por el contario, no es para nada fácil.

Y ¿cuáles pueden ser las causas del peso bajo?

- Genética.
- Excesiva actividad física sin el debido consumo de carbohidratos que aporten energía.
- Problemas psicológicos que pueden tener diferentes raíces, afectando de forma visible el peso.

Ahora vamos a "Casos de la vida real":

La protagonista de nuestra historia va donde su mejor amiga y le dice:

—Amiga estoy muy flaca y no sé qué hacer, no me gusta verme así…

A lo que la amiga responde:

—Pero ¡yo no veo el problema! Come pizzas, hamburguesas, perros, ensalada César, carnes y muchas papitas fritas, mejor dicho, todo lo que se te atraviese.

Nuestra protagonista sigue el consejo de su amiga, logrando así no subir ni una libra, pero ¡eso sí!, le apareció colesterol alto, triglicéridos por las nubes, retención de líquidos y una muy visible y avanzada celulitis, además de otras enfermedades que aún no conocemos, y su final es enferma e infeliz

Fin del capítulo.

Aunque nuestro capítulo de "Casos de la vida real" suene tonto, es la verdad en todo su esplendor.

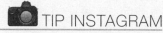 TIP INSTAGRAM

COMIDA POST-ENTRENAMIENTO PARA GANAR MASA MUSCULAR

Antes de hablar un poco sobre este tema, quiero que quede claro que cuando se dice coloquialmente "quiero aumentar de peso", se tiene y debe referir a "aumentar la masa muscular", y cuando se dice de igual forma "quiero perder peso" se tiene y debe referir a "perder grasa corporal" porque se puede aumentar peso en grasa y se puede perder peso en músculo y eso estaría mal. Ahora bien, para aumentar masa muscular, la comida luego de tu rutina de entrenamiento es muy importante, ya que le da la ayuda extra a ese aumento que se busca, a crear esos tejidos musculares que hacen falta. Se debe comer carbohidratos complejos junto con proteínas de alta calidad y de rápida absorción para que puedas progresar; leíste bien, ¿verdad? "Para que puedas PROGRESAR".

El cuerpo almacena grasa cuando sube bruscamente los niveles de azúcar en la sangre, esto dispara la insulina, y cuando tenemos altos niveles de la misma en nuestro organismo, el cuerpo se sitúa en modo de "almacenar grasa" y le es imposible quemarla como energía pero, cuando terminamos de entrenar, como nuestros depósitos de energía (llamado glucógeno) están prácticamente vacíos, los carbohidratos complejos funcionan para rellenar

(continúa)

estos depósitos de manera que su exceso no nos traerá consecuencias en acumulación de grasa. Algunos de los mejores carbohidratos complejos para consumir luego del entrenamiento son la avena, papa, camote (batata) o arroz integral, y de la proteínas son preferiblemente claras de huevo o un batido de proteína; si no tienes estas proteínas a tu alcance, cualquier otra como la pechuga de pollo o el atún, sirven. Para las personas que no buscan aumentar su masa muscular, sino más bien mantenerla y/o quemar grasa, ajusten su horario de entrenamiento con sus comidas y coman lo que les toque a esa hora, sea comida con carbohidrato o sin carbohidrato. #SalvandoVidas

Por lo tanto, lo primero que hay que saber es que igual que una persona que tiene que bajar de peso debe hacerlo de forma saludable, así mismo es en una persona que quiera subir. En efecto, se debe comer seis veces al día, logrando que el metabolismo funcione en óptimas condiciones; por otro lado, la diferencia principal radica en el consumo de carbohidratos, sin ir más allá esa es la clave para el éxito cuando de subir de peso se trata. Si eres hombre mi recomendación es que consumas carbohidratos complejos en las 4 primeras comidas de tu día, si eres mujer, en las tres primeras comidas de tu día, en otras palabras: los carbohidratos de ahora en adelante son tus mejores amigos.

Es importante aclarar que la forma como quería subir de peso la protagonista de nuestro capítulo solo estaba aumentando desproporcionadamente su porcentaje de grasa creando una bomba de enfermedades. Por el contrario, cuando se sube de peso correctamente lo que se incrementa es la masa muscular (que es nuestro propósito).

Estar abajo del peso normal trae consecuencias delicadas y es importante mencionarlas para tener claro a qué nos enfrentamos con este problema:

- Debilidad en los huesos: Puede ser provocada por falta de calcio y de vitamina D llevando a consecuencias como la osteoporosis.
- Inhibición del crecimiento: Aquí hay que tener especial cuidado con los niños y adolescentes que en estas etapas necesitan nutrientes que les permitan cumplir sus procesos de forma saludable.
- Problemas del sistema inmunológico: Al tener deficiencias alimentarias, el cuerpo puede tener dificultad no solo para combatir enfermedades sino para recuperarse después.

- Problemas de fertilidad: Se puede presentar ausencia del periodo y en casos extremos esterilidad.
- Anemia: Viéndose reflejada en síntomas como dolor de cabeza o fatiga, nos indica falta de vitamina B12 y hierro.

Luego de esta explicación, espero que todos estemos en la misma página, pasamos a la práctica.

▶ PLAN DE COMIDAS

Importante: En cada una de las comidas de este reto te doy una idea de lo que debes comer, pero puedes reemplazarlo por cualquiera de las opciones que doy en el capítulo de El recetario para que tu alimentación sea variada, o a su vez puedes crear tú mismo tus platos dejándote llevar por la imaginación, siempre y cuando mantengas la fórmula de cada comida, es decir, que si solo toca proteína con vegetales, es eso lo que vas a comer, sin agregarle frutas y otras cosas más (a menos que sean más vegetales, que eso sí está permitido). Lo mismo va para los carbohidratos: si la receta incluida en esta sección no contiene carbohidratos, entonces la receta que se escoja del recetario tampoco debe incluirlos. Y si hay un plato que te gustaría comer pero contiene carbohidratos, entonces puedes modificar la receta quitándole el carbohidrato. Te invito a que seas tan creativo como quieras, pero siempre siguiendo el mismo patrón esencial que te presento a continuación. Aquí encontrarás las porciones correspondientes para las mujeres y los hombres, para que de esta manera, en los días que veas claras de huevo, avena, etc., sepas tus respectivas cantidades.

MUJERES
½ taza de arroz
½ taza de pasta
1 papa mediana
1 batata mediana
½ taza de avena
4 claras de huevo
3 albóndigas
1 *scoop* de proteína NuShake
1 arepa mediana

HOMBRES:
1 taza de arroz
1 taza de pasta
1 papa grande
1 batata grande
1 taza de avena
6 claras de huevo
6 albóndigas
1 *scoop* de proteína NuShake
1 arepa tamaño normal

DÍA 1

Carbohidratos en las comidas 1, 2, 3, 4 y 5.
Mujeres: 3 litros de agua. Hombres: 4 litros de agua.

- **COMIDA 1**
  Escoge una proteína: claras de huevo, atún en agua o pollo desmenuzado, y combínala con uno de estos carbohidratos: avena (en agua), arepa sin sal, papa, arroz o pan pita integral.

- **COMIDA 2**
  1 sándwich 100% integral relleno de pechuga de pollo desmenuzada.

- **COMIDA 3**
  Escoge una proteína: pechuga de pollo, de pavo o pescado y combínala con uno de estos carbohidratos: arroz, pasta, batata o papa; acompáñala con 1 taza de los vegetales de tu preferencia.

- **COMIDA 4**
  Panquecas proteicas hechas a base de claras de huevo y avena.

- **COMIDA 5**
  Escoge una proteína entre pargo, mahi-mahi, tilapia o pechuga de pollo, combínala con uno de estos carbohidratos: arroz o papa; acompáñala con 1 taza de vegetales.

- **COMIDA 6**
  Batido de proteína NuShake en 8 oz de agua.

DÍA 2

Carbohidratos en las comidas 1 y 2.
Mujeres: 3 litros de agua. Hombres: 4 litros de agua.

- **COMIDA 1**
  Batido de proteína NuShake en leche de almendras sin azúcar, con avena y canela en polvo.

- **COMIDA 2**
  Escoge una proteína: pollo desmenuzado, claras de huevo o atún en agua, y combínala con uno de estos carbohidratos: avena (en agua), arroz, papa, batata o arepa sin sal.

- **COMIDA 3**
  Tortilla de claras de huevo con espinacas, o albóndigas de pavo.

RETA TU VIDA

- **COMIDA 4**

  Nuggets de pollo (para ambos, los que conformen 1 pechuga de pollo), o hamburguesa de pavo o carne molida.

- **COMIDA 5**

  Filete de lomito o cualquier otra carne magra de res con el vegetal verde de tu preferencia, o ensalada de pollo.

- **COMIDA 6**

  Helado proteico: Licua 1 *scoop* de proteína NuShake, poca leche de almendras sin azúcar, mucho hielo, canela y un poco de almendras fileteadas.

DÍA 3

Carbohidratos en las comidas 1, 2, 3, 4, 5.

Mujeres: 3 litros de agua. Hombres: 4 litros de agua.

- **COMIDA 1**

  Tortilla de claras de huevo con 1 papa o batata, o 1 arepa sin sal, rellena de pollo o atún.

- **COMIDA 2**

  Batido de proteína NuShake en leche de almendras sin azúcar, con avena y canela en polvo.

- **COMIDA 3**

  Albóndigas de carne molida de pavo, de pollo o de res, combinadas con uno de estos carbohidratos: papa, pasta o arroz, y acompáñala con 1 taza de vegetales.

- **COMIDA 4**

  Sándwich 100% integral relleno de atún, de pollo o de revoltillo de claras de huevo.

- **COMIDA 5**

  Escoge una proteína entre salmón, pargo, tilapia o pechuga de pollo, combínala con uno de estos carbohidratos: arroz o papa y acompáñala con 1 taza de vegetales.

- **COMIDA 6**

  Pudín de chía con 1 *scoop* de proteína NuShake.

DÍA 4

Carbohidratos en las comidas 1, 2 y 3.
Mujeres: 3 litros de agua. Hombres: 4 litros de agua.

■ **COMIDA 1**

Escoge una proteína: claras de huevo o atún en agua, y combínala con uno de estos carbohidratos: 1 taza de arroz, ½ taza de avena (en agua) o 1 papa asada.

■ **COMIDA 2**

Batido de proteína NuShake en leche de almendras sin azúcar, con avena y canela en polvo.

■ **COMIDA 3**

Escoge una proteína: pescado, pechuga de pollo o pechuga de pavo y combínala con uno de estos carbohidratos: arroz, pasta, papa o batata asada; también acompáñala con 1 taza de vegetales verdes.

■ **COMIDA 4**

Atún caliente (fresco o de lata) con verduritas, o albóndigas de pavo o pollo.

■ **COMIDA 5**

Pechuga de pollo con ensalada de hojas verdes, o filete de pescado con vainitas o espárragos.

■ **COMIDA 6**

Es muy importante tomarse un batido de proteína NuShake con leche de almedras sin azúcar antes de acostarse.

DÍA 5

Carbohidratos en las comidas 1, 2, 3, 4 y 5.
Mujeres: 3 litros de agua. Hombres: 4 litros de agua.

■ **COMIDA 1**

Escoge una proteína entre pollo desmenuzado, atún o claras de huevo, y combínala con uno de estos carbohidratos: pan pita integral, avena (en agua), arroz, papa o batata.

■ **COMIDA 2**

Batido de proteína NuShake en leche de almendras sin azúcar, con avena y canela en polvo.

RETA TU VIDA

■ **COMIDA 3**

Escoge una proteína: salmón, tilapia, pollo o pavo; combínala con uno de estos carbohidratos: papa asada, arroz o ½ plátano horneado y acompáñala con 1 taza de vegetales.

■ **COMIDA 4**

Panquecas proteicas hechas a base de claras de huevo y avena, o arepa sin sal rellena de atún o pollo.

■ **COMIDA 5**

Elige una proteína: atún caliente, lomito o tilapia, y combínala con uno de estos carbohidratos: arepa sin sal, papa o camote asado.

■ **COMIDA 6**

Batido de proteína NuShake en leche de almendras sin azúcar.

DÍA 6

Carbohidratos en las comidas 1, 2 y 3.
Mujeres: 3 litros de agua. Hombres: 4 litros de agua.

■ **COMIDA 1**

Elige una proteína entre tortilla de claras de huevo con tomate, cebolla y espárragos; pollo desmenuzado; o atún en agua, y combínala con uno de estos carbohidratos: arepa sin sal, papa asada o arroz.

■ **COMIDA 2**

Batido de proteína con leche de almendras sin azúcar, con avena y canela en polvo.

■ **COMIDA 3**

Escoge una proteína: pechuga de pollo, de pavo o pargo, combínala con uno de estos carbohidratos: pasta, arroz o camote y acompáñala con 1 taza de vegetales.

■ **COMIDA 4**

Tortilla de claras de huevo con tomate, cebolla y espinacas, o pollo desmenuzado.

■ **COMIDA 5**

Salmón o cualquier otro filete de pescado de tu preferencia, acompañado con una ensalada de hojas verdes.

■ **COMIDA 6**

Helado proteico hecho con 1 *scoop* de proteína, en leche de almendras sin azúcar, mucho hielo, canela y un poco de almendras fileteadas.

DÍA 7

Carbohidratos en las comidas 1 y 2.
Mujeres: 3 litros de agua. Hombres: 4 litros de agua.

■ **COMIDA 1**

Batido de proteína en agua o leche de almendras sin azúcar, con avena y canela en polvo.

■ **COMIDA 2**

Escoge una proteína: claras de huevo o atún en agua, combínala con uno de estos carbohidratos: papa asada, camote, arroz o avena (en agua).

■ **COMIDA 3**

Pinchos de pollo con ensalada de hojas verdes, o filete de pescado con 1 taza de vegetales.

■ **COMIDA 4**

Hamburguesa de carne molida, albóndigas de pavo o pollo desmenuzado.

■ **COMIDA 5**

Escoge una proteína: salmón, tilapia, mahi-mahi, pargo o pechuga de pollo y acompáñala con 2 tazas de vegetales verdes.

■ **COMIDA 6**

Batido de proteína en leche de almendras sin azúcar, con 8 almendras.

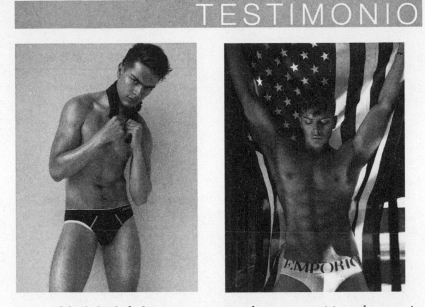

Soy modelo de high fashion y en este mundo tan competitivo sabes que tienes que ser el mejor y proyectarlo, recurrí a dietas aburridas y extenuantes, y justo cuando creí que ya no podía lograr más con mi cuerpo, el milagro sucedió y conocí a José. Leí su libro, lo dejé direccionar mi alimentación y entrenamiento y descubrí que sí es posible, que basta con cambiar pequeños detalles en las comidas, ser conscientes de que nuestro cuerpo es un templo y que tenemos que cuidarlo porque solo tenemos uno. El cambio empezó para mí el 14 de junio de 2014, me tomó un mes y medio lograr mi objetivo con completa dedicación, espero tú puedas empezar HOY y decir como yo: Lo logré con José, aprendí que la disciplina y las ganas de cumplir tu sueño son todo lo que necesitas. Doy gracias a Dios por esta oportunidad de compartir mi testimonio y a José porque me salvó la vida, la carrera y ADEMÁS me dio el conocimiento para salvar la vida de mi familia. Tengo mucha más energía ahora, dejé todos mis temores atrás porque logré llevar mi cuerpo a otro nivel, me veo más atractivo y sano, soy feliz, me siento más motivado que nunca, ahora estoy en dos grandes agencias en los Estados Unidos y tengo la seguridad de ir por más.

La foto 1 es una sesión de fotos en Chicago el 3 de junio de 2014, la foto 2 en Nueva York el 20 de agosto de 2014. Increíble ¿no?

Todo se lo debo a José, gracias infinitas maestro por darnos tanto por tan poco.

David Granados

Instagram: @davidgranadosmodel

5

COME RICO Y SALUDABLE: EL RECETARIO

LA COCINA ES un mundo mágico de colores, sabores, sensaciones. Es una profesión que respeto y admiro profundamente, y de la cual hacen parte millones de personas en el mundo, porque aunque muchos no sean chefs, ni hayan pasado por una escuela de culinaria y hayan aprendido este arte empíricamente, se necesita talento, sentido, amor y gusto para ejercerlo.

Con un plato de comida no solo estamos "echándole algo a la barriga" o "saciando una necesidad", estamos llenándonos de salud, de energía, recargándonos y recibiendo a través de nuestra boca el gusto o amor de la persona que lo preparó.

Muchos creen que comer saludable es tener al frente en un plato una pechuga de pollo hervida jincha —para nosotros los boricuas quiere decir, sin color—, lechuga y agua. Solamente les digo que el día que alguien me invite a su casa a comer eso… ¡salgo corriendo! No hay nada más placentero que darle gusto a nuestro paladar, y una pechuga desabrida, con lechuga y agua, ¡es un insulto!

A mí me gusta cocinar y preparo cosas ricas, pero como no soy un experto y quiero que ustedes estén asesorados de los mejores, he reunido a tres personas que para mí son un ejemplo, quiero ser y cocinar como ellos cuando sea grande.

Antes de mostrarles los platos que han creado para ustedes, se los voy a presentar para que cuando preparen sus delicias se chupen los dedos a nombre de ellos:

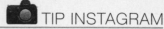

HOY COMIENZO MI VIDA SALUDABLE, ¿POR DÓNDE EMPIEZO?

El mejor comienzo ante cualquier meta es aceptarse a sí mismo, y cuando se trata de perder peso no es la excepción: quererse, valorarse, respetarse por sobre todas las cosas es tan importante como tener una alimentación saludable y practicar alguna actividad física, pues si no lo haces tú, nadie más lo hará por ti.

Mi gente, para que una meta sea llevada a cabo exitosamente, tiene que haber una conexión entre cuerpo, mente y alma pues nada haces queriendo tener un cuerpo más delgado sin aceptar el que tienes ahora o alimentarte saludablemente por obligación y no por placer. Puede sonar ilógico, pero los resultados más exitosos en el proceso de adelgazamiento se producen cuando la persona que quiere bajar de peso se siente bien consigo misma. Cambiar tus hábitos alimenticios requiere determinación, motivación y mucha voluntad.

Si quieres llevar una vida por el camino saludable, no querrás tener una voz interior que te esté criticando todo el tiempo saboteando tus intentos de perder peso, ¿correcto? Cuando te aceptas, dejas de luchar contra ti mismo y ayudas a que el flujo positivo de tus acciones te lleve por el camino que quieres. Los pensamientos crean tu vida, así que si todo el día estás pensando "si tan solo tuviera fuerza de voluntad para ir al gimnasio", "si no fuera tan gorda y fuera menos amargada", "si pudiera resistirme a los dulces, no estaría así de gorda", estás decretando tener un día terrible teniendo por seguro que así se cumplirá, pues lo que la mente ordena, el cuerpo obedece, entonces, te sentirás avergonzado, triste, enojado y frustrado. Ahora bien, cuando te hayas aceptado incondicionalmente, aprenderás a escuchar las necesidades de tu cuerpo y comenzarás a alimentarlo con más cuidado, manteniéndolo en buen estado físico y emocional, empezarás a tener una relación más armónica contigo mismo, te invadirán los pensamientos positivos y el cambio se hará notar.

LAS RECETAS

DESAYUNOS

Calentao

Hamburguesas de pollo con batata

Atole de avena con proteína de suero o *whey protein*

Arepa rellena de pollo

Arepa con claras de huevo

Panquecas tricolor

Tostadas francesas

CALENTAO

INGREDIENTES:

aceite en spray

½ taza de arroz integral (o el de tu preferencia) ya cocinado

1 taza de pechuga de pollo cocinada y desmenuzada

1 huevo

NuSazón

PREPARACIÓN:

1. En una sartén antiadherente, agrega aceite en spray y sofríe el arroz y la pechuga de pollo desmenuzada por 5 minutos.

2. En otra sartén, rocía aceite en spray y sofríe el huevo.

3. Sirve la mezcla de arroz con pollo y agrega el huevo por encima.

Preparación de la pechuga desmenuzada: Hierve la pechuga y luego desmenúzala, en un sartén rocía aceite antiadherente y sofríe los vegetales de tu preferencia —tomate, cebolla, cilantro, etc.—. Al estar los vegetales dorados agrega el pollo desmenuzado, un poco de agua, NuSazón, mezcla y deja cocinar a fuego lento por 10 minutos.

INGREDIENTES:

1 taza de pollo molido

ajo en polvo al gusto

NuSazón

aceite en spray

1 batata mediana

1 tomate picado en rodajas

2 hojas de lechuga

½ cebolla morada o blanca picada en juliana

PREPARACIÓN:

1. Condimenta el pollo molido con el ajo y NuSazón al gusto y forma las hamburguesas.

2. En una sartén, rocía aceite en spray y cocina las hamburguesas 8 minutos por ambos lados.

3. Envuelve la batata en papel transparente (envoplast) y lleva al microondas por 6 minutos; luego, retira el papel y pica en rodajas.

4. Sobre una rodaja de batata, agrega el tomate, la lechuga, cebolla (al gusto), la hamburguesa de pollo y cubre con otra rodaja.

ATOLE DE AVENA CON
PROTEÍNA DE SUERO (*WHEY PROTEIN*)

INGREDIENTES:

3 tazas de agua

½ taza de avena

4 cucharadas de NuShake o la proteína de suero (*whey protein*) que utilices

1 cucharadita de canela

1 cucharadita de semillas de chía

PREPARACIÓN:

1. En una olla, agrega las 3 tazas de agua y la ½ taza de avena y deja cocinar a fuego lento hasta que la avena ablande y el agua se absorba un poco (4 minutos de cocción aproximadamente).

2. Luego retira del fuego, agrega las cucharadas de proteína, mezcla bien hasta que no queden grumos y cocina a fuego bajo por 2 minutos.

3. Retira, sirve y decora con el resto de los ingredientes.

 Chef Juan Manuel Barrientos

INSTAGRAM: @JUANMAELCIELO

Chef empresario y líder de paz, creador y fundador del restaurante El Cielo, actualmente uno de los 50 mejores restaurantes de Latinoamérica, llevó la cocina a través del rescate de sus raíces ancestrales y la innovación con las neurociencias a crear experiencias que estimulan todos los sentidos; reconocido como "joven líder de paz latinoamericano", ha llevado su cocina a las zonas de mayor conflicto de Colombia, capacitando a soldados heridos en combate y a jóvenes desmovilizados, generando procesos de perdón y reconciliación a través de su cocina. Es hoy uno de los más importantes líderes de paz en Latinoamérica con su proyecto "En El Cielo estamos cocinando la paz de Colombia."

INGREDIENTES:

½ taza de harina integral de trigo o harina de maíz

1 cucharada de linaza o de semillas de chía

1 taza de agua tibia

½ taza de pollo desmenuzado

¼ taza de pimentón picado

¼ taza de tomate picado

¼ de cebolla picada

NuSazón

ajo en polvo

PREPARACIÓN:

1. En un *bowl*, mezcla la harina con la linaza o las semillas de chía y agrega el agua tibia poco a poco mientras se va amasando hasta tener una mezcla homogénea.

2. Forma una bolita de masa para luego aplastarla poco a poco dejando el grosor que se desee.

3. Cocina la arepa a plancha por 5 minutos de ambos lados.

4. En un sartén antiadherente con aceite en spray rociado, sofríe el pimentón, el tomate y la cebolla por 3 minutos, luego agrega el pollo desmenuzado, mezcla y deja cocinar por 5 minutos.

5. Una vez lista la arepa, abre por el borde y rellena de pollo.

AREPA CON CLARAS DE HUEVO

INGREDIENTES:

Para la arepa:

½ taza de harina de avena
(si no tienes, licúa las hojuelas hasta hacerlas polvo)

1 cucharada de linaza molida o de semillas de chía

1 taza de agua tibia

Para el relleno:

½ taza de tomate picadito

¼ taza de cebolla picadita

¼ taza de cebolla larga/cebollín picadito

1 cucharada de cilantro

4 claras de huevo

NuSazón

PREPARACIÓN:

Para la arepa:

1. En una taza mezclar la harina con la linaza o las semillas de chía y agrega el agua tibia poco a poco mientras se va amasando hasta tener una mezcla homogénea.

2. Forma una bolita de masa para luego aplastarla poco a poco dejando el grosor que se desee.

3. Cocina la arepa a plancha por 5 minutos de ambos lados.

Para el revoltillo de claras de huevo:

1. En un sartén con aceite antiadherente rociado, sofríe las verduras por 2 minutos, luego agrega las claras de huevo y revuelve sin parar por 2 minutos más.

2. Abre la arepa por el borde y rellena del revoltillo de claras de huevo.

INGREDIENTES:

½ taza de avena

1 sobre de edulcorante

4 claras de huevo

1 cucharada de semillas de chía o linaza

5 fresas

1 taza de espinacas

jarabe de arce sin azúcar

PREPARACIÓN:

1. Licua todos los ingredientes, excepto las fresas, las espinacas y el jarabe.

2. Divide la mezcla en 3 partes.

3. Una parte la conservas. A otra parte le agregas las fresas y vuelves a licuar y a la última parte le agregas las espinacas y las licuas de nuevo.

4. En un sartén pequeño con aceite en spray rociado, vierte un poco de la mezcla de una mezcla formando una panqueca, y así sucesivamente hasta que acabes la mezcla para continuar con las otras dos restantes.

5. Sirve y decora con las almendras y jarabe de arce sin azúcar (opcional).

TOSTADAS FRANCESAS

INGREDIENTES:

1 pizca de canela

1 huevo + 1 clara de huevo

3 tajadas de pan integral sin borde

aceite en spray

1 cucharada de miel de agave

PREPARACIÓN:

1. Calienta la sartén.

2. Mezcla la canela, el huevo y la clara, luego remoja el pan en la mezcla, añade un poco de aceite en spray al sartén y pon el pan remojado, dora por un lado y luego voltea.

3. Una vez dorados por ambos lados, sirve y añade la miel de agave.

ALMUERZOS

Pechuga de pollo con puré tricolor
▪

Pabellón
▪

Tilapia con crema de batata
▪

Pargo rojo con quínoa y coles de bruselas
▪

Enrollado de carne con chips de papa
▪

Pasta tricolor de mahi-mahi
▪

Wok de vegetales con pollo
▪

PECHUGA DE POLLO CON PURÉ TRICOLOR

INGREDIENTES:

1 pechuga de pollo picada en cuadritos

aceite en spray

1 cucharadita de mostaza

1 cucharadita de semillas de chía (opcional)

NuSazón

1 batata mediana

1 taza de brócoli

1 taza de coliflor

PREPARACIÓN:

1. Sazona la pechuga de pollo con NuSazón y pon a cocinar en un sartén antiadherente con aceite en spray rociado. Una vez listo, agrega la mostaza y las semillas de chía, si así lo deseas.

2. Envuelve con plástico transparente la batata y lleva al microondas por 6 minutos.

3. Hierve el brócoli y la coliflor hasta que ablanden.

4. En un procesador, añade la batata hasta que se forme un puré y coloca en un plato.

5. En el mismo procesador, repite el procedimiento con el brócoli y luego con la coliflor.

6. En un molde alto agrega cada puré hasta formar el tricolor y sirve junto con el pollo.

INGREDIENTES:

½ taza de carne desmechada cocinada

⅓ taza de tomate picado

⅓ taza de cebolla picada

5 ramitas de cilantro

⅓ taza de ajoporro

⅓ taza de pimentón rojo

4 rodajas pequeñas de plátano verde

⅓ taza de arroz cocinado

¼ taza de caraotas

romero en polvo al gusto

NuSazón

PREPARACIÓN

1. Carne desmechada: Hierve la carne para desmechar (flank steak/falda) y luego desmenúzala.

2. En una sartén rocía aceite antiadherente y sofríe los vegetales (tomate, cebolla, cilantro, ajoporro y pimentón rojo). Al estar los vegetales dorados, agrega la carne desmenuzada, un poco de agua, romero, NuSazón o especias sin sodio ni sal, mezcla y deja cocinar a fuego lento por 15 minutos aproximadamente.

3. Asa las rodajas de plátano en la plancha a fuego lento hasta que dore por ambos lados (4 minutos por ambos lados).

4. En un molde hondo, coloca el arroz de base, encima la carne desmechada, luego agrega las caraotas y por último las rodajas de plátano y sirve.

TILAPIA CON CREMA DE BATATA

INGREDIENTES:

1 filete de tilapia

zumo de ½ limón

ajo en polvo al gusto

jengibre al gusto

NuSazón

agua

1 ramita de cebollín

1 diente de ajo

1 batata mediana

⅓ taza de cilantro

⅓ de leche de almendras sin azúcar

PREPARACIÓN:

Para la tilapia:

1. Adereza el filete de tilapia con el zumo de limón, ajo, jengibre y NuSazón al gusto y deja cocinar en una sartén antiadherente hasta dorar (5 minutos de ambos lados aproximadamente).

Para la crema de batata:

1. Calienta el agua en una olla, agrega el cebollín y el diente de ajo, sin dejar de remover hasta que el cebollín ablande.

2. Pica la batata en trozos y agrégala a la olla.

3. Añade agua hasta llenar la mitad de la olla y deja que hierva a fuego lento hasta que la batata ablande.

4. Pasa todo a la licuadora, luego llévalo de nuevo a la olla, agrega el cilantro y la leche de almendras, revuelve a fuego lento hasta que espese.

5. Acompáñalo con vegetales de tu preferencia.

INGREDIENTES:

1 filete de pargo rojo fresco

jengibre al gusto

zumo de ½ limón

ajo en polvo al gusto

aceite en spray

1 taza de agua

½ taza de quinoa

1 taza de coles de Bruselas

PREPARACIÓN:

1. Marina el pargo con jengibre, zumo de limón y ajo al gusto por 10 minutos.

2. En un sartén antiadherente con aceite en spray rociado, coloca el pargo y deja cocinar hasta que dore (5 minutos por ambos lados aproximadamente).

3. Por otro lado, en una olla, agrega 1 taza de agua con la ½ taza de quínoa y deja cocinar a fuego lento por 20 minutos aproximadamente.

4. Aderaza las coles de Bruselas con ajo y lleva a la plancha por unos 8 minutos aproximadamente hasta que dore por ambos lados.

ENROLLADO DE CARNE CON CHIPS DE PAPA

INGREDIENTES:

1 papa mediana

1 cucharadita de aceite de oliva

1 filete de carne

romero en polvo al gusto

ajo en polvo al gusto

cebolla en polvo al gusto

4 espárragos

paprika (pimentón en polvo) al gusto

PREPARACIÓN:

1. Pica la papa en rodajas finas, coloca en un refractario plano previa y ligeramente engrasado con aceite de oliva y lleva al horno por 25 minutos o hasta que queden crujientes.

2. Corta el filete de carne en 4 tiras, adereza con romero, ajo y cebolla en polvo al gusto, y cocina al grill o a la plancha.

3. Adoba los espárragos con ajo y paprika en polvo al gusto y deja cocinar por 8 minutos en una sartén con aceite en spray rociado.

4. Envuelve cada filete de carne en cada uno de los espárragos y sirve junto a los chips de papa.

INGREDIENTES:

1 filete de mahi-mahi

zumo de ½ limón

NuSazón

agua

½ calabacín amarillo picado en juliana

½ calabacín picado en juliana

½ zanahoria picada en juliana

3 cucharadas de salsa de tomate natural

PREPARACIÓN:

1. Marina el filete de mahi-mahi con el zumo de limón y NuSazón al gusto por 10 minutos y luego lleva a la plancha a fuego lento por 6 minutos por ambos lados hasta dorar.

2. En una olla con agua hirviendo agrega los vegetales por 5 minutos o hasta que ablanden, luego escúrrelos bien.

3. Coloca la base de vegetales o "pasta" tricolor de base, agrega salsa de tomate natural y por último coloca el mahi-mahi.

Para hacer la salsa de tomate natural:
En una sartén de teflón, rocía un poco de aceite en spray, cocina cebolla y ajo picados en cuadritos. Una vez que se ablanden, añade tomates, albahaca y pimienta; revuelve, luego deja cocinar a fuego lento hasta que los tomates se ablanden por completo.

Chef Yosy Finol

INSTAGRAM: @YOSYFINOL

Soy venezolana, tengo 37 años, esposa, madre de 2 hijos, empresaria y amante de la comida y la vida sana. Desde muy joven estuve obligada a hacer una dieta espantosa ya que fui Miss de mi país, y después de mi 2do hijo me cansé, tiré la toalla y comencé a comer y a tomar todo lo que no había hecho anteriormente. Hasta hace 5 años conocí a José Fernández, a quien encontré gracias a mi Dios, porque él literalmente "salvó mi vida" con su plan de nutrición y dirigiendo mis ejercicios a distancia; en 2 meses me convertí en otra, mejor dicho, en la persona saludable que soy hoy día. Hasta el punto de descubrir mi pasión por la cocina *healthy*.

Comencé a cocinar y a inventar cada día más, hasta el punto de que todas mis amigas no querían salir de mi casa, pues les encantaba todo lo que preparaba, pero faltaba algo en mi vida muy importante, "el dulce", ese pequeño detallito que a casi todos nos vuelve locos, a tal punto de ponerme a inventar, practicar y hasta que al fin me salió mi primer postre, "el volcán de chocolate", era un muffin relleno que al morderlo le salía chocolate caliente derretido, Dios de la vida; a todos mis amigos que me visitaban les encantaba y deliraban con esa ricura de postre y ellos mismos me empujaron para montar lo que hoy en día es mi gran sueño hecho realidad, "Ligero Express", una empresa dedicada a preparar toda clase de postres, todos sin azúcar y sin harina; hasta el día de hoy tenemos en nuestra lista de venta más de 60 tipos de tortas, entre muffins, brownies, tortas de todo tipo, variedades de pays, y nuestro gran premio es saber que no solo ayudamos a las personas que cuidan su línea, sino también a muchísimos diabéticos, que antes o se comían algo que ponía en riesgo su salud o no era del todo bueno. Ahora comen sin causarse daño y disfrutando del más rico sabor del dulce. Todo esto me ha llevado a crear una cuenta en Instagram, cuyo nombre es @yosyfinol donde ayudo motivando a todo el que quiere estar en este camino saludable y comparto todo mi día a día, para poder ser una guía y tratar de hacerles esta ruta más fácil. Solo me queda agradecerle a Dios infinitamente por permitirme ser tan feliz haciendo lo que me gusta... y ayudando a tanta gente. A José Fernández por darme esta gran oportunidad de estar en este libro, el cual les facilita cómo "SALVAR SUS VIDAS", tal cual lo hice yo.

INGREDIENTES:

aceite en spray

100 g (4 oz) de carne de res

100 g (4 oz) de pollo

½ pimentón picado

½ cebolla morada picada

½ calabacín picado

½ tomate picado

2 cascos de limón

30 g (1 oz) de nueces

1 ramita de tomillo

NuSazón

⅓ taza de cebollín o cebolla verde picados

PREPARACIÓN:

1. Calienta el wok (o una olla) hasta que humee, rocía aceite en spray, agrega y saltea la carne y el pollo.

2. Agrega cada minuto uno por uno los ingredientes en el orden de la lista.

3. Revuelve, deja cocinar por 4 minutos y sirve.

CENAS

Salmón con *dip* de berenjena y tomate

Pechuga de pollo con arroz de coliflor

Pinchos mixtos

Filete de lomito con brócoli

Papiyot de pescado

Hamburguesa de portobello rellena de atún

Salteado de pollo con lechuga asada

INGREDIENTES:

2 tomates

1 berenjena

2 hojas de albahaca

pimienta al gusto

1 filete de salmón

zumo de medio limón

ajo en polvo al gusto

pimienta al gusto

cilantro en polvo al gusto

PREPARACIÓN:

1. Picar los tomates y la berenjena en cuadrados y lleva a una olla tapada a fuego lento por unos 12 minutos aproximadamente hasta que la berenjena se ablande y los tomates boten todo su jugo.

2. Agrega las hojas de albahaca y pimienta al gusto, revuelve por 3 minutos.

3. Deja el *dip* reposar por unos minutos.

4. Condimenta el salmón con el zumo de limón, ajo, pimienta y cilantro al gusto.

5. Cocina en un sartén antiadherente 4 minutos por ambos lados hasta dorar, y luego sirve.

PECHUGA DE POLLO
CON ARROZ DE COLIFLOR

INGREDIENTES:

1 pechuga de pollo

NuSazón

aceite en spray

1 cucharadita de vinagre balsámico

¼ de taza de pimentón verde y rojo picados

⅓ de taza de cebolla blanca picada

¼ de taza de calabacín picado

½ taza de arroz de coliflor

PREPARACIÓN:

1. Condimenta la pechuga de pollo con NuSazón y lleva al grill 6 minutos por ambos lados.

2. En un sartén con aceite en spray sofríe los pimentones, la cebolla y el calabacín junto con la cucharadita de vinagre balsámico hasta que doren.

3. Sirve junto con la ½ taza de arroz de coliflor y la pechuga de pollo.

Para preparar el arroz de coliflor:

Lava la coliflor cuidadosamente y pasa unas 6 flores de coliflor por un procesador o rallador, hasta que dé consistencia de arroz. Luego, en una sartén con aceite en spray rociado, agrega la coliflor rallada junto con todas las verduras de tu preferencia, picadas en cuadritos, y pimienta, si así lo deseas. Revuelve y dejar sofreír por 4 minutos.

INGREDIENTES:

½ pechuga de pollo

5 pedazos de carne para pinchos

NuSazón

½ cebolla blanca

½ calabacín amarillo

½ calabacín

½ pimentón verde

½ pimentón rojo

2 palillos para pinchos

PREPARACIÓN:

1. Pica la pechuga de pollo en cubos medianos de aproximadamente 3 cms (1 pulgada) y sazona con NuSazón junto con los pedazos de carne.

2. Pica todos los vegetales en cubos medianos de aproximadamente 3 cms (1 pulgada).

3. Forma los pinchos con ayuda de los palillos (para pinchos) y lleva a la parrilla, al horno o a la plancha hasta que las proteínas (pollo y carne) se cocinen (12 minutos aproximadamente).

FILETE DE LOMITO CON BRÓCOLI

INGREDIENTES:

1 filete de lomito de res
ajo en polvo al gusto
pimienta al gusto
romero en polvo al gusto
NuSazón
2 tazas de brócoli

PREPARACIÓN:

1. Pica el filete de lomito en tiras gruesas y sazona con ajo en polvo, pimienta, romero al gusto y NuSazón; lleva a la plancha por unos 7 minutos hasta que se cocine.

2. En una olla, hierve el brócoli hasta que ablande un poco, luego escurre y sazona con ajo en polvo.

INGREDIENTES:

1 pargo mediano (5 oz)

1 diente de ajo

30 g (1 oz) de hierbas frescas (romero, tomillo, orégano)

1 limón

1 lima

papel de aluminio

PREPARACIÓN:

1. Precalienta el horno a 350ºF (180ºC)

2. Limpia y retira las escamas, haz 3 cortes transversales por cada lado al pescado.

3. Macera el ajo, las hierbas y el jugo de la lima y el limón.

4. Haz un bolsillo con el papel de aluminio, pon el pescado y baña con el jugo macerado, cierra el bolsillo y cocina por 15 minutos en el horno.

HAMBURGUESA DE PORTOBELLO
RELLENA DE ATÚN

INGREDIENTES:

1 lata de atún en agua

⅓ de cebolla picada

ajo en polvo

NuSazón

2 hongos portobello

1 rodaja de tomate

1 rodaja de pimentón verde

1 rodaja de pimentón amarillo

1 cucharadita de mostaza Dijon o amarilla

PREPARACIÓN:

1. Lava bien el atún, desmenúzalo, agrega la cebolla y sazónalo con ajo en polvo y NuSazón.

2. Lleva los portobello al horno con una temperatura de 350°F (180°C) por 8 minutos aproximadamente hasta que doren.

3. Forma la hamburguesa colocando un portobello de base, agrega el atún, las rodajas de pimentón verde, amarillo y tomate; agrega la mostaza y tapa con el otro portobello.

INGREDIENTES:

1 pechuga de pollo en trozos

NuSazón

aceite en spray

2 cucharaditas de miel

1 cucharadita de vinagre balsámico

1 lechuga redonda

PREPARACIÓN:

1. Sazona el pollo con NuSazón, y en una sartén antiadherente rocía aceite en spray, deja calentar por unos minutos y luego agrega el pollo junto con 1 cucharadita de miel, revuelve y saltea.

2. Una vez el pollo esté cocido, reservar por 2 minutos.

3. En la misma sartén, pon la lechuga cortada en 4, agrega 1 cucharadita de miel y el vinagre balsámico al interior de la lechuga. Deja cocinar solo por un lado durante 2 minutos.

4. Sirve la lechuga junto con el pollo ya cocinado.

MERIENDAS

Albóndigas de pavo
■

Hamburguesa de berenjena con pavo
■

Pizzas de calabacín
■

Batido de proteína
■

Pudín de semillas de chía
■

Tacos proteicos
■

Canoas de claras de huevo
■

Pimentón relleno
■

INGREDIENTES:

3 tazas de carne de pavo molida
¼ de taza de cebolla picada
¼ de taza de cebollín picado
¼ de taza de pimentón rojo picado
NuSazón
1 clara de huevo
aceite en spray

PREPARACIÓN:

1. En un *bowl*, mezcla el pavo, las verduras picadas, NuSazón, la clara de huevo y procede a hacer las bolitas del tamaño deseado.

2. En una sartén antiadherente, rocía aceite en spray y coloca las albóndigas a fuego bajo por unos 16 minutos aproximadamente, moviéndolas constantemente para evitar que se quemen.

HAMBURGUESA DE BERENJENA CON PAVO

INGREDIENTES:

½ taza de pavo molido

ajo en polvo al gusto

NuSazón

2 tajadas gruesas de berenjena

1 rodaja de tomate

2 rodajas de cebolla

1 hoja de lechuga

1 puñado pequeño de alfalfa

PREPARACIÓN:

1. Condimenta el pavo molido con ajo y NuSazón al gusto; forma la hamburguesa y cocina al grill.

2. En una olla con agua hirviendo, coloca las tajadas de berenjena por unos minutos solo hasta que ablanden un poquito para luego secarlas y llevarlas al grill hasta que doren.

3. Forma la hamburguesa colocando una tajada de berenjena de base, luego la hamburguesa de pavo seguida de la rodaja de tomate, cebolla, hoja de lechuga y alfalfa; cubre con la otra tajada de berenjena.

4. Para servir, acompaña con champiñones salteados con cebolla o con una pequeña ensalada de tus vegetales favoritos.

Chef Johana Clavel

INSTAGRAM: @JOHACLAVEL

Madre de un hermoso niño, esposa y empresaria, chef de profesión y cocinera de corazón, siempre me gustó cocinar, desde muy pequeña quise ser chef y aunque al principio no tuve la oportunidad de estudiarlo como profesión, nunca abandoné este sueño, cada vez que podía realizaba cursos relacionados o me ponía a inventar en la cocina. Mis travesías en la cocina comenzaron desde los 10 años más o menos, obviamente al principio con pequeños desatinos que solo nos enseñan que la práctica hace al maestro. Aunque siempre me gustó comer saludable y cuidarme, fue luego de vivir los cambios de mi cuñis con el entrenador José que me contagié de este estilo de vida y aprendí que aún comía cosas que no eran nada sanas, trasladé todo mi amor y pasión por la cocina a un estilo saludable, divertido, práctico y creativo para seguir comiendo delicioso sin necesidad de sacrificar el sabor de nuestras comidas, me dediqué a transformar cada una de ellas a una versión más sana, incluyendo nuestras ricas comidas típicas venezolanas, todo esto también con la intención de ayudar a los demás, darles ideas, alternativas sanas que complementan este gran proyecto que ha cambiado tantas vidas y seguir contagiando a todos a nuestro alrededor. Creo fielmente en Dios ante todas las cosas y con él me siento profundamente agradecida al igual que con el entrenador José por darme la oportunidad de formar parte de este gran movimiento que tiene como principal meta salvar la vida de todos, por eso es que esto que tienes en tus manos ¡¡es una gran bendición!! Es nuestra responsabilidad compartir los talentos o dones que Dios nos ha dado con el fin de ayudar a los que podamos.

PIZZAS DE CALABACÍN

INGREDIENTES:

1 calabacín verde

1 taza de carne molida magra

½ taza de salsa de tomate natural

1 pizca de queso pasteurizado

PREPARACIÓN:

1. Pica el calabacín en rodajas de aproximadamente 3 cms (1 pulgada) de grosor.

2. Coloca en un refractario plano cubierto con papel parafinado.

3. Agrega ½ cucharadita de carne molida a cada rodaja, seguido de 1 cucharadita de salsa de tomate natural y luego la pizca de queso a cada una; lleva al horno a 350°F (180°C) por 10 minutos o hasta que doren.

INGREDIENTES:

1 *scoop* de NuShake o el batido de tu preferencia (en este caso yo usé uno de chocolate)

agua

hielo

canela

almendras fileteadas y crema sin azúcar (opcional)

PREPARACIÓN:

Licua todos los ingredientes menos las almendras fileteadas y la crema sin azúcar (estas 2 son opcionales para decorar y degustar aún mejor el batido).

PUDÍN DE CHÍA

INGREDIENTES:

1 taza de leche de almendras sin azúcar

1 cucharada de semillas de chía

1 *scoop* de NuShake o el batido de tu preferencia (en este caso yo usé uno de vainilla)

arándanos (opcional)

PREPARACIÓN:

1. En un vaso, agrega la taza de leche de almendras más la cucharada de chía, revuelve y deja en la nevera por mínimo 3 horas o desde la noche anterior.

2. Luego de transcurridas las horas, agrega el *scoop* de proteína y revuelve bien para que no queden grumos. Agrega los arándanos para decorar (opcional).

INGREDIENTES:

aceite en spray

4 claras de huevo

⅓ taza de tomate picado

⅓ taza de cebolla morada picada

⅓ taza de aguacate picado

1 rama pequeña de cilantro

1 cucharada de vinagre blanco

pimienta

1 taza de carne molida cocinada (ver instrucciones de preparación abajo)

4 palillos

NuSazón

ajo en polvo

romero en polvo

PREPARACIÓN:

1. En un sartén pequeño con aceite en spray rociado, agrega una clara de huevo y deja cocinar; repite el proceso con las tres claras restantes hasta formar 4 tortillas.

2. En un *bowl* mezcla todas las verduras, agrega la cucharada de vinagre blanco y pimienta al gusto hasta formar un "pico de gallo".

3. En cada tortilla, agrega una cucharada de carne molida y cierra con ayuda del palillo.

Sirve y agrega el pico de gallo por encima.

Para preparar la carne molida:

En un sartén antiadherente ya calentado, agrega la taza de carne sin dejar de revolver para que no se pegue. Cuando esté cocinada, agrega NuSazón, ajo y romero en polvo al gusto, revuelve por 2 minutos más y retira del fuego.

CANOAS DE CLARAS DE HUEVO

INGREDIENTES:

4 huevos

agua

⅓ de berenjena picada en cuadritos

½ tomate picado

½ cebolla blanca picada en cuadritos

3 ramitas de cilantro

3 aceitunas verdes picadas en cuadritos

1 cucharada de vinagre blanco o de manzana

1 cucharadita de aceite de oliva

orégano en polvo al gusto

PREPARACIÓN:

1. Cocina los 4 huevos con cáscara en agua hirviendo.

2. En agua hirviendo, agrega la berenjena hasta que ablande un poco, luego pícala en cuadritos.

3. En un *bowl*, agrega todas las verduras ya picadas junto con las aceitunas y mezcla junto con la berenjena, adereza con la cucharadita de vinagre blanco o de manzana, aceite de oliva y orégano en polvo.

4. Pela los huevos, retira la yema y rellena con el mix de vegetales.

INGREDIENTES:

½ pimentón del color que desees

1 taza de carne molida

1 diente de ajo

romero en polvo al gusto

NuSazón al gusto

orégano en polvo al gusto

mostaza en polvo al gusto

½ cucharadita de comino

¼ de cebolla picadita

1 cucharada de salsa napolitana natural

1 cucharada de bechamel de coliflor

PREPARACIÓN:

1. Cocina el pimentón en el horno a una temperatura de 350ºF (180ºC) por unos 15 minutos.

2. En un sartén antiadherente, agrega la carne molida, el diente de ajo machacado, romero, NuSazón, orégano, comino, mostaza en polvo y cebolla picadita. Mezcla y deja cocinar a fuego lento por 12 minutos.

3. Agrega dentro del pimentón la carne molida, luego la cucharada de salsa napolitana natural y por último la bechamel de coliflor.

Para hacer la salsa napolitana natural:
Licua 5 tomates sin piel ni semillas y ají dulce (opcional), lleva a una olla, adereza con orégano, albahaca, hojas de laurel, 1 o 2 sobres de edulcorante, un toque de NuSazón y deja cocinar por 12 minutos hasta que espese.

Para hacer la bechamel de coliflor:
En una olla previamente engrasada con aceite en spray, saltea ½ cebolla blanca cortada en trozos junto con 10 árboles de coliflor hasta que empiece a transparentarse la cebolla. Agrega agua hasta cubrirlas y deja cocinar hasta que ablanden muy bien, aproximadamente 12 minutos. Escurre y licua con 1 taza de leche de almendras sin azúcar; luego añade más —si es necesario— hasta lograr una especie de salsa espesa. Condimenta con nuez moscada en polvo y un toque de pimienta.

LONCHERAS PARA ADULTOS

Muffin de plátano

Enrollado de pavo

Pastel de atún

Lasaña proteica

Suflé de salmón

Croquetas de quínoa y atún

Wrap de espinaca

MUFFIN DE PLÁTANO

INGREDIENTES:

1 plátano maduro

2 claras de huevo

1½ taza de carne molida cocinada

¼ taza de queso pasteurizado (opcional)

PREPARACIÓN:

1. Rebana el plátano y pasa por la plancha 2 minutos por cada lado hasta que quede blandito.

2. Bate las claras de huevo a punto de nieve.

3. En un molde para muffins, coloca una capa de plátano, una cucharada de carne, luego otra capa de plátano y por último agrega un poquito de queso y rocía con clara de huevo.

4. Tapa con papel aluminio y lleva al horno a una temperatura de 350°F (180°C) por 20 minutos, luego retira el papel aluminio y regresa al horno con la misma temperatura hasta que dore.

ENROLLADO DE PAVO

INGREDIENTES:

agua

2 tazas de carne molida de pavo

NuSazón

ajo en polvo al gusto

perejil en polvo al gusto

1 cucharada de mostaza

½ pimentón rojo

½ cebolla blanca

4 champiñones

½ calabacín

½ tomate

PREPARACIÓN:

1. En una olla, hierve agua.

2. Adereza la carne molida de pavo con NuSazón, ajo, perejil en polvo y la mostaza.

3. En una superficie plana, coloca papel transparente (envoplast), agrega la carne molida de pavo y forma un disco grande y delgado y agrega los vegetales picados en juliana a lo largo de todo el diámetro del disco.

4. Enrolla poco a poco hasta que quede todo compactado como una salchicha grande.

5. Cubre con más papel transparente (envoplast) y lleva al agua hirviendo por 40 minutos.

6. Deja reposar, retira el plástico y sirve.

PASTEL DE ATÚN

INGREDIENTES:

180 g (6 oz) de atún

1 cucharadita de cebolla morada picadita

1 cucharadita de cebolla blanca picadita

1 cucharadita de cebollín picadito

1 cucharadita de pimentón amarillo, verde y rojo picadito

3 claras de huevo

ajo en polvo al gusto

NuSazón

aceite antiadherente

PREPARACIÓN:

1. Desmenuza el atún y, en un *bowl*, mézclalo junto con todas las verduras, las claras de huevo, ajo en polvo y NuSazón al gusto.

2. Coloca en un refractario engrasado con aceite antiadherente y lleva al horno a una temperatura de 350°F (180°C) por 20 minutos, cubierto con papel aluminio.

3. Luego de los 20 minutos, retira el papel aluminio y lleva de nuevo al horno con la misma temperatura por 15 minutos aproximadamente, hasta dorar.

LASAÑA PROTEICA

INGREDIENTES:

1 huevo y 3 claras de huevo

aceite en spray

3 tazas de carne magra molida

2 tomates

½ cebolla picadita

½ cebollín picadito

½ pimentón picadito

ajíes dulces (opcional)

½ tallo de apio picadito

½ ajoporro picadito

2 hojas de albahaca

ajo en polvo al gusto

NuSazón

pimienta al gusto

¼ de cebolla

2 dientes de ajo picaditos

PREPARACIÓN:

Para las tortillas de huevo (capas de la lasaña):

1. Bate a mano el huevo y las claras.

2. En una sartén de teflón pequeño con aceite en spray rociado, haz las tortillas delgadas (deben salir unas 4 o 5, dependiendo del tamaño de la sartén) y reserva.

Para la carne molida:

En una sartén antiadherente, rocía un poco de aceite y sofríe todas las verduras (menos los tomates), y una vez que doren, agrega la carne y deja cocinar revolviendo constantemente.

Para la salsa de tomate:

En un sartén de teflón, rocía un poco de aceite en spray y cocina ¼ de cebolla y 2 dientes de ajo picados en cuadritos. Una vez que ablanden, añade los tomates, la albahaca y pimienta, y deja cocinar a fuego lento hasta que los tomates se ablanden por completo.

Para armar la lasaña:

1. En un molde de silicona pequeño (más o menos del tamaño de las tortillas), agrega un poco de aceite en spray y haz capas con todo lo hecho anteriormente, colocando como base una tortilla y terminando con otra tortilla con un poco de salsa de tomate por encima.

2. Lleva al horno a 350°F (180°C) por 20 minutos aproximadamente hasta dorar.

SUFLÉ DE SALMÓN

INGREDIENTES:

1 filete de salmón

2 claras de huevo

½ taza de ajoporro

¼ taza de cebollín

ajo en polvo al gusto

NuSazón

2 cucharaditas de harina de almendras

¼ taza de leche de almendras sin azúcar

1 cucharadita de alcaparras

PREPARACIÓN:

1. Cubre el salmón crudo y sin condimentar en papel aluminio y lleva al horno a 350°F (180°C) por 15 minutos hasta que esté perfectamente cocinado.

2. Desmenuza el salmón y mezcla con todas las verduras picadas en trozos pequeños, y el resto de los ingredientes.

3. Coloca en un refractario para muffins engrasado con aceite en spray y lleva al horno a una temperatura de 350°F (180°C) por 20 minutos aproximadamente, hasta dorar.

CROQUETAS DE QUÍNOA Y ATÚN

INGREDIENTES:

½ taza de quínoa cocida sin condimentar
(cocina según las instrucciones del paquete)

1 lata de atún en agua

1 huevo

½ cebollín picadito

½ pimentón picadito

½ cebolla picadita

½ apio picadito

ajo en polvo al gusto

perejil en polvo al gusto

pasta de ajo al gusto

1 cucharadita de mostaza

PREPARACIÓN:

1. Mezcla todos los ingredientes muy bien y forma las croquetas del tamaño que desees.

2. Lleva al horno a una temperatura de 350°F (180°C) por 15 minutos aproximadamente hasta dorar muy bien por ambos lados.

WRAP DE ESPINACA

INGREDIENTES:

1 huevo y 2 claras
½ taza de avena en hojuelas
1 taza de espinacas
1 taza de carne desmechada cocinada (receta en la página 99)
ajo en polvo

PREPARACIÓN:

1. En una licuadora, vierte el huevo, las claras, la avena y las espinacas, mezcla bien.

2. Sobre un sartén antiadherente previamente engrasado con aceite en spray, agrega la mezcla y deja cocinar a fuego medio por un lado y luego voltea para que cocine por el otro lado. (Asegúrate de que el sartén sea de tamaño mediano y que la tortilla no quede muy gruesa.)

3. Rellena con la carne desmechada (puedes rellenar con pollo, atún o cualquier otra proteína que gustes).

LONCHERAS PARA NIÑOS

Empanadas de avena
▪

Buñuelos de carne
▪

Nuggets de pollo
▪

Manzana con mantequilla de maní
▪

Coliflor crujiente con bolitas de carne
▪

Pizza proteica
▪

Croquetas de batata y pollo
▪

EMPANADAS DE AVENA

(Receta para 3 porciones pequeñas)

INGREDIENTES:

½ taza de harina de avena

1 cucharadita de linaza molida

1 cucharadita de afrecho o semillas de chía

½ sobre de edulcorante

1 pizca de nuez moscada en polvo

1 clara de huevo

1 taza de pollo desmenuzado cocinado

¼ taza de agua (o ¼ de taza de licuado de algún vegetal)

PREPARACIÓN:

1. Mezcla primero los ingredientes secos, luego añade la clara de huevo y luego agrega el agua poco a poco (probablemente no la utilices toda) mezclando con los dedos hasta obtener una masa homogénea.

2. Separa la masa en tres bolas del mismo tamaño.

3. Sobre una bolsa plástica engrasada con un poco de aceite en spray, aplana cada bola de masa formando un círculo, rellénalo con pollo desmenuzado y dobla por la mitad y sella todo el borde con un tenedor.

4. En una bandeja engrasada con un poco de aceite en spray, coloca las empanadas y lleva al horno a una temperatura de 250°F (120°C) por unos 20 minutos.

BUÑUELOS DE CARNE

INGREDIENTES:

4 yucas

agua

2 tazas de carne desmechada cocinada (receta en la página 99)

PREPARACIÓN:

1. En una olla, hierve agua y agrega 4 pedazos de yuca que queden cubiertos en el agua, y deja cocinar hasta que ablanden (que puedan partirse por la mitad).

2. Una vez blandas, retira, deja enfriar y con ayuda de un rallador, ráyalas.

3. Mezcla la yuca molida con agua al ojo hasta formar una mezcla homogénea húmeda (ni muy aguada, ni muy espesa).

4. Forma bolitas de masa y haz un hoyo en el medio. Agrega una cucharada de carne desmechada, cierra poco a poco hasta que la carne quede atrapada en el centro de la bolita.

5. Haz bolitas con toda la masa y toda la carne. Una vez estén listas, colócalas en refractaria envuelta en papel parafinado y lleva al horno a una temperatura de 350°F (180°C) por unos 20 minutos o hasta que doren.

Estos buñuelos se pueden rellenar también con pollo, atún, pescado o con cualquier otra proteína que desees.

NUGGETS DE POLLO

1 pechuga de pollo

NuSazón

ajo en polvo al gusto

2 claras de huevo

1 cucharadita de mostaza

2 tazas de harina de almendras (también se puede sustituir por 2 rebanadas de pan integral)

PREPARACIÓN:

1. Pica la pechuga de pollo en cuadritos y aderézala con NuSazón y ajo en polvo.

2. Bate a mano hasta que queden bien revueltas las claras de huevo con la cucharadita de mostaza sin dejar grumos.

3. Coloca la harina de almendras en un plato plano. (En caso de ser sustituido por las rebanadas de pan, pásalas primero por la licuadora hasta volverlas migajas).

4. Pasa los cuadritos de pollo por la mezcla de las claras de huevo y luego por la harina.

5. En una refractaria con papel parafinado, coloca los nuggets y llévalos al horno a una temperatura de 350°F (180°C) por unos 30 minutos aproximadamente, hasta que doren.

INGREDIENTES:

1 manzana verde

1 manzana roja

2 cucharadas de mantequilla de maní (puede ser de almendras, avellanas o de cualquier otro fruto seco)

PREPARACIÓN:

1. Corta las manzanas en rodajas gruesas.
2. Forma capas agregando un poco de mantequilla de maní entre ellas.

COLIFLOR CRUJIENTE
CON BOLITAS DE CARNE

INGREDIENTES:

5 flores de coliflor

2 claras de huevo

1 taza de harina de almendras

1 cucharada de linaza molida

paprika en polvo (opcional)

1 taza de carne molida

¼ taza de cebolla picadita

¼ taza de pimentón rojo picadito

ajo en polvo al gusto

orégano en polvo al gusto

romero en polvo al gusto

mostaza en polvo al gusto

PREPARACIÓN:

Para preparar la coliflor crujiente:

1. Lava muy bien las flores de coliflor.

2. Coloca en un plato las 2 claras de huevo y en otro plato coloca y mezcla la harina de almendras con la linaza molida, el ajo y la paprika en polvo.

3. Pasa las flores de coliflor primero por las claras y luego por la mezcla de harinas hasta cubrirlas muy bien. Lleva al horno en una bandeja previamente engrasada a 350°F (180°C) por 15 minutos o hasta que estén crujientes y doraditas.

Para preparar las bolitas de carne:

1. En un *bowl*, mezcla la carne molida con la cebolla y el pimentón rojo. Condimenta con un poco de ajo, romero, orégano y mostaza en polvo.

2. Prepara las bolitas y cocina en un sartén previamente engrasado con aceite en aerosol hasta que estén bien cocidas.

INGREDIENTES:

1 huevo y 3 claras

½ taza de harina de almendras

½ cucharadita de polvo para hornear

1 cucharadita de linaza molida

1 cucharadita de afrecho (opcional)

orégano en polvo al gusto

albahaca en polvo al gusto

salsa de tomate natural

⅓ taza de queso rayado pasteurizado bajo en grasa

1 lonja de jamón de pavo bajo en sodio picado en cuadritos

4 hojas de albahaca (opcional)

PREPARACIÓN:

1. Bate a mano las claras, luego añade los ingredientes secos y mezcla.

2. En un sartén antiadherente previamente engrasado con aceite en spray, agrega la mezcla y deja cocinar a fuego bajo por ambos lados. (Para hacer mini pizzas, utiliza un sartén pequeño y agrega la mezcla como si fueses a hacer panquecas).

3. Una vez lista la base, añade salsa de tomate natural, un toque de queso pasteurizado bajo en grasa y jamón de pavo bajo en sodio. Lleva al horno por unos minutos hasta dorar y luego agrega hojas de albahaca. (También se le pueden agregar vegetales al gusto).

CROQUETAS DE BATATA Y POLLO

INGREDIENTES:

1 batata mediana

½ taza de linaza molida

½ pechuga de pollo desmenuzada cocinada

½ taza de harina de almendras

ajo en polvo al gusto

1 cucharadita de linaza molida

PREPARACIÓN:

1. Cocina la batata en el microondas cubierta con papel transparente por 6 minutos.

2. Una vez lista la batata, házla puré, agrega la linaza molida; mezcla muy bien con el pollo desmenuzado y forma las croquetas.

3. Prepara la mezcla para empanizar con los ingredientes secos y pasa las croquetas por esta mezcla hasta que queden bien cubiertas.

4. En una bandeja previamente engrasada con aceite en spray, coloca las croquetas y lleva al horno a una temperatura de 250°F (120°C) por 25 minutos aproximadamente hasta dorar.

POSTRES

Muffins de coco
▪

Mugcake
▪

Tiramisú
▪

Muffin de proteína
▪

Galletas proteicas
▪

Trufas crocantes
▪

Quesillo de auyama
▪

MUFFINS DE COCO

INGREDIENTES:

3 claras de huevo

1 huevo

¾ de taza de tu edulcorante favorito

1 cucharadita de polvo para hornear

1 taza de harina de almendras

½ taza de coco rayado

½ cucharadita de mantequilla de almendras (puede sustituirse por mantequilla de maní)

PREPARACIÓN:

1. Bate las claras junto con el huevo, luego agrega el edulcorante y por último añade uno por uno el resto de los ingredientes.

2. Lleva al horno a una temperatura de 250°F (120°C) en envases de muffins durante 20 minutos aproximadamente, hasta que ingreses un palillo en uno de ellos y salga limpio.

INGREDIENTES:

1 huevo

½ cucharadita de vainilla

1 cucharada de yogurt griego

¼ taza de harina de almendras

½ cucharadita de polvo para hornear

3 sobres de edulcorante

½ *scoop* de proteína de chocolate

2 cucharaditas de cacao en polvo

un chorrito de agua

PREPARACIÓN:

1. Bate a mano el huevo, luego agrega la vainilla, el yogurt y poco a poco el resto de los ingredientes secos (menos el cacao).

2. Divide la mezcla en dos. A una mitad se le agrega el cacao en polvo y se bate bien hasta incorporarlo por completo sin dejar grumos. La otra queda igual.

3. En un molde mediano de muffins, engrasado con aceite en spray, vierte las mezclas alternando una con otra hasta que se use toda la mezcla.

4. Lleva al microondas por 1 minuto y haz la prueba del cuchillito a ver si sale seco, si no, colócale 10 segundos más hasta que el cuchillito salga limpio.

5. Una vez listo, decora con *syrup* de chocolate que se prepara mezclando el ½ *scoop* de proteína de chocolate con un chorrito de agua.

TIRAMISÚ

2 rebanadas de pan integral

1 taza de café negro fuerte ya preparado

1 cucharada de vainilla

7 sobres de edulcorante

1 clara de huevo

¼ taza de queso crema light

¼ taza de yogurt griego

1 cucharada de cacao en polvo sin azúcar

PREPARACIÓN:

1. Corta las 2 rebanadas de pan integral para sándwich del tamaño del molde y tostarlo.

2. Mezcla el café con la vainilla más un sobre de edulcorante.

3. Bate la clara de huevo a punto de nieve.

4. Bate el queso crema light con el yogurt más el resto de los edulcorantes y luego agrégalo a la mezcla de las claras de huevo.

5. Humedece las rebanadas de pan tostado en el café y coloca una en el fondo del recipiente.

6. Coloca la crema de queso sobre la rebanada de pan en el recipiente y luego espolvorea cacao.

7. Repite estos dos últimos pasos, finalizando con la crema y el cacao.

8. Lleva al refrigerador por 3 horas.

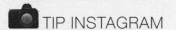 TIP INSTAGRAM

EL CHOCOLATE NEGRO Y SU APORTE A LA SALUD

El chocolate, por lo general, es el postre favorito de muchos, resulta ser muy placentero y cae bien a toda hora y, por si fuera poco, está lleno de beneficios para nuestra salud, PERO este nos beneficia siempre y cuando se consuma con moderación y eligiendo las presentaciones adecuadas, es decir, debemos optar siempre por el chocolate negro sin agregados, evitar el chocolate con leche, por ejemplo, ya que contiene mucha grasa y no tiene los mismos beneficios que el chocolate negro, por lo que no favorece a la salud del mismo modo.

Gracias a su poder antioxidante y su aporte de flavonoides, el chocolate negro es uno de los mejores aliados para prevenir la formación de radicales libres y el envejecimiento prematuro de las células, así como también es un gran aliado para proteger nuestro corazón y mantenerlo saludable.

Aporta energía y placer a nuestro organismo, por lo que se le considera un alimento altamente estimulante.

El chocolate favorece la producción de serotonina (hormona de la felicidad) en nuestro cerebro, considerándose así un calmante natural, lo que nos ayuda a estar de buen ánimo, combatiendo el estrés y el mal humor.

Calma la ansiedad y brinda saciedad. Recuerda que, a pesar de sus beneficios, su consumo excesivo puede resultar dañino. Máximo 1 o 2 cuadritos, NO la tableta completa.

MUFFIN DE PROTEÍNA

INGREDIENTES:

4 cucharadas (1 *scoop*) de proteína de vainilla

¼ taza de agua

1 huevo

½ cucharadita de mantequilla de almendras

1 cucharada de linaza molida

1 sobre de tu edulcorante favorito

PREPARACIÓN:

Licua todos los ingredientes, coloca en un refractario para muffins y lleva al horno a una temperatura de 250ºF (120ºF) por 10 minutos.

INGREDIENTES:

2 tazas de harina de almendras

¼ taza de edulcorante

1 *scoop* de suero de proteína (*whey protein*) de vainilla

1 cucharadita de polvo para hornear

1 cucharadita de canela en polvo

1 huevo + 1 clara

⅓ de mantequilla de almendras

1 cucharada de leche de almendras

¼ de taza de nueces en trocitos

PREPARACIÓN:

1. Mezclar los ingredientes secos y luego incorpora poco a poco el resto de los ingredientes con ayuda de una paleta o a mano. (Bate a mano el huevo y la clara e incorpora el resto de los ingredientes).

2. En una bandeja con papel parafinado (o previamente engrasada con aceite en spray), forma las galletas y lleva al horno a una temperatura de 350°F (180°C) por 20 minutos aproximadamente.

TRUFAS CROCANTES

INGREDIENTES:

½ taza de frutos secos mixtos (almendras, nueces y cacahuates)

12 sobres de edulcorante

1 cucharadita de vainilla

1 cucharadita de canela en polvo

50 g de chocolate negro sin azúcar (mínimo 70% de cacao).

PREPARACIÓN:

1. En un sartén tuesta los frutos secos. Haz un espacio en el centro y añade el edulcorante y la cucharadita de vainilla.

2. Mezcla y forma un caramelo e incorpora todos los frutos secos hasta caramelizar por completo, espolvorea la canela en polvo; retira del fuego y deja enfriar un poco.

3. Sobre papel parafinado o aluminio, forma las bolitas (trufas) uniendo y compactando los frutos hasta que se peguen.

4. Derrite el chocolate oscuro con unas gotas de agua, formando una especie de *syrup*, cubre todas las trufas y lleva al refrigerador unos minutos hasta que se endurezca el chocolate.

Hamburguesas de pollo con batata

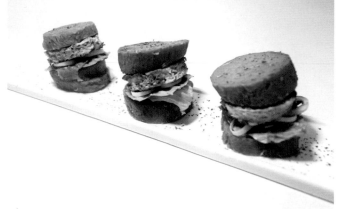

PÁGINA 91

Atole de avena con proteína de suero o *whey protein*

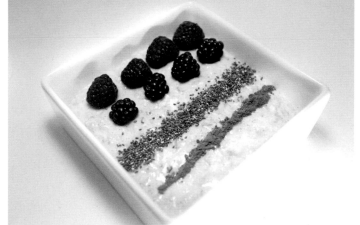

PÁGINA 92

Arepa rellena de pollo

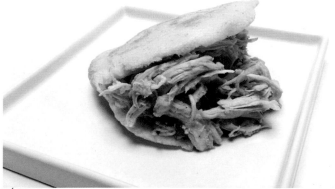

PÁGINA 93

Panquecas tricolor

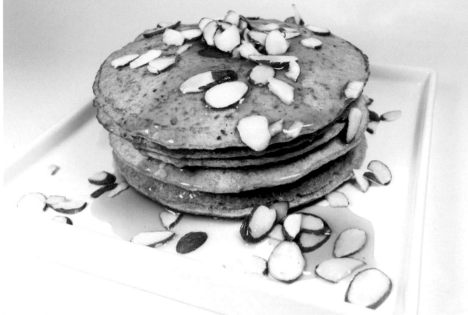

PÁGINA 95

Pechuga de pollo con puré tricolor

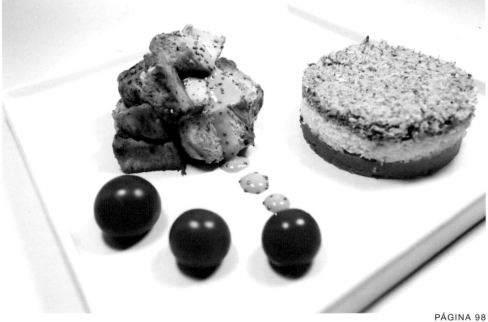

PÁGINA 98

Tilapia con crema de batata

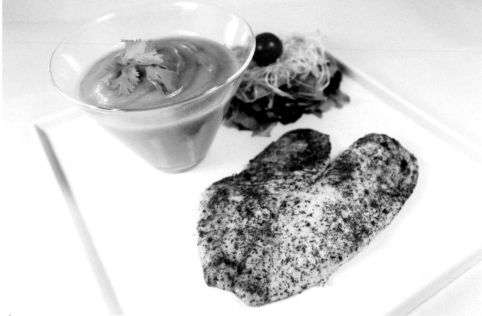

Pargo rojo con quínoa y coles de Bruselas

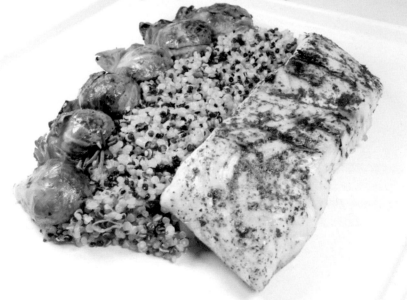

Enrollados de carne con chips de papa

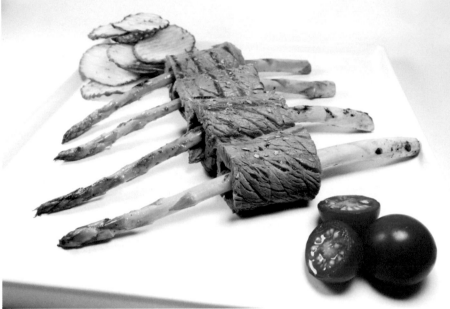

PÁGINA 102

Pasta tricolor de mahi-mahi

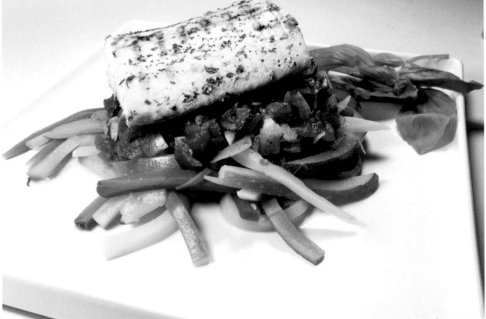

PÁGINA 103

Wok de vegetales con pollo

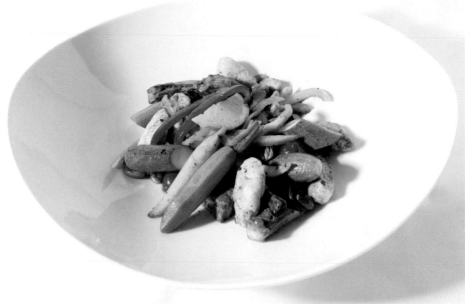

PÁGINA 105

Salmón con *dip* de berenjena y tomate

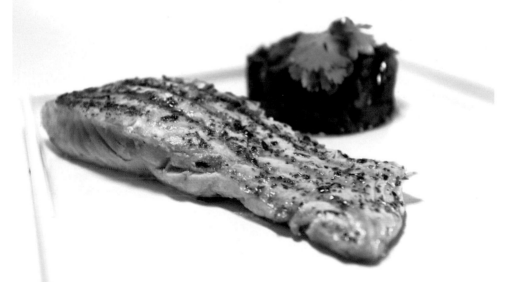

PÁGINA 107

Pechuga de pollo con arroz de coliflor

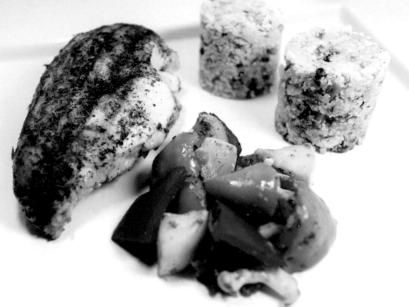

PÁGINA 108

Pinchos mixtos

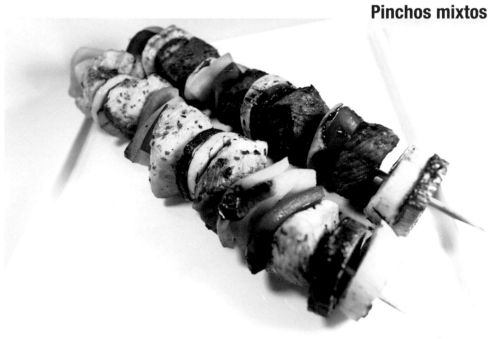

PÁGINA 109

Filete de lomito con brócoli

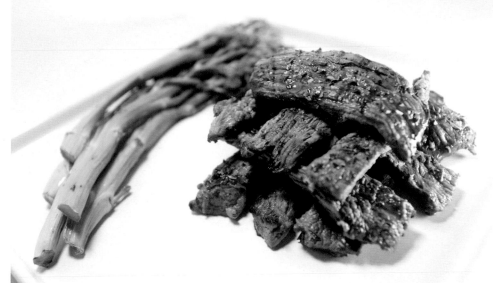

PÁGINA 110

Albóndigas de pavo

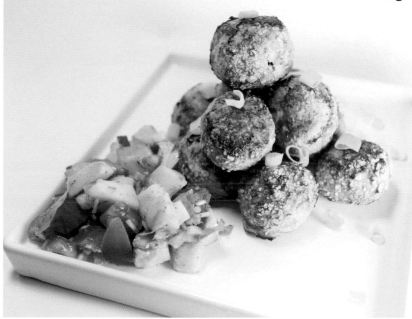

PÁGINA 115

Hamburguesa de berenjena con pavo

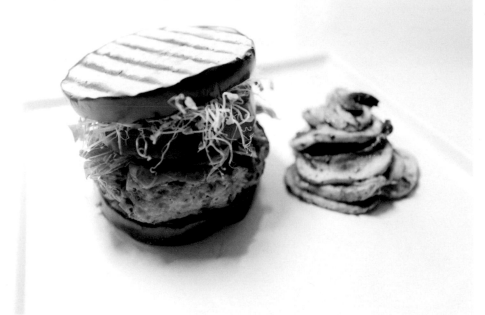

PÁGINA 116

Pizza de calabacín

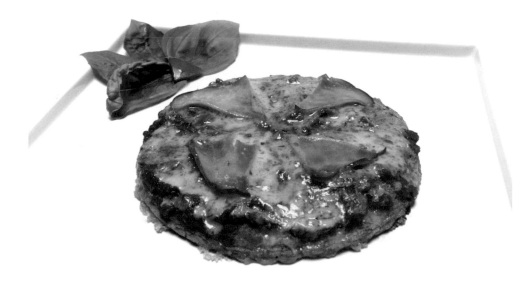

PÁGINA 118

Batido de proteína y Pudín de chía

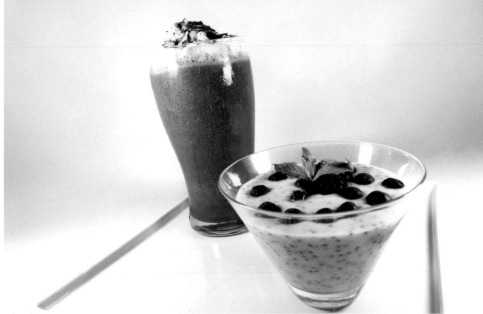

PÁGINAS 119 y 120

Tacos proteicos

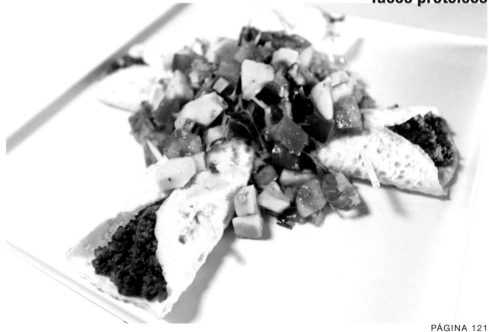

PÁGINA 121

Canoas de claras de huevo

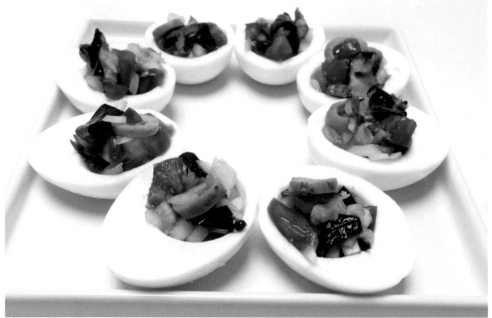

Pimentón relleno

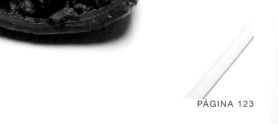

Enrollado de pavo

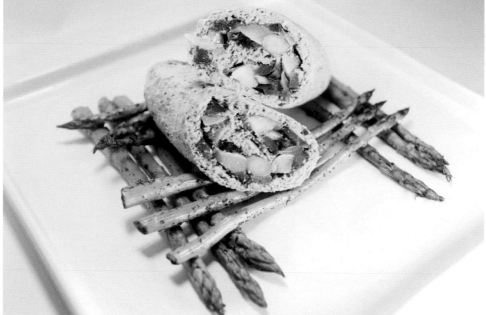

PÁGINA 126

Pastel de atún

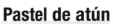
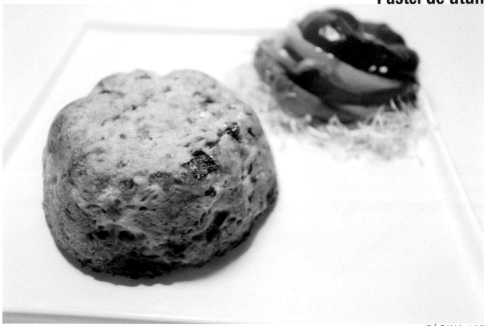

PÁGINA 127

Croquetas de quínoa y atún

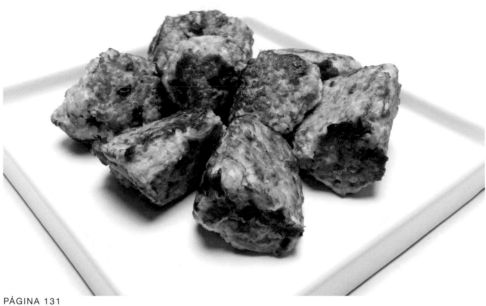

PÁGINA 131

Wrap de espinaca

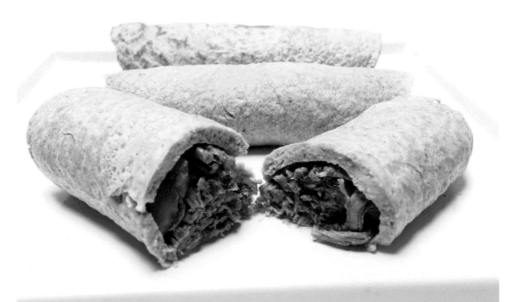

PÁGINA 132

Suflé de salmón

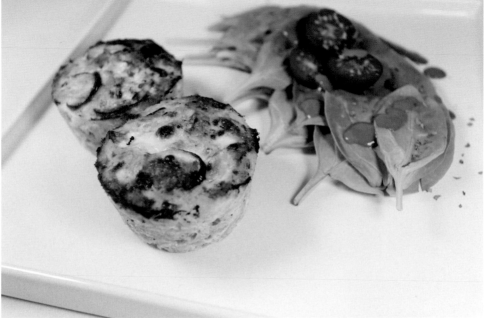

PÁGINA 130

Empanadas de avena

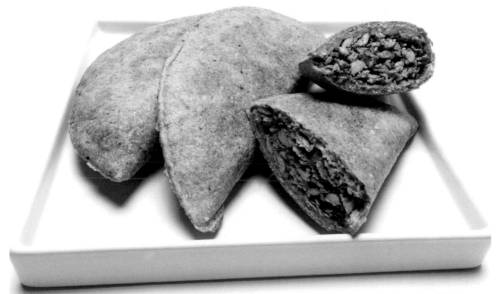

PÁGINA 134

Buñuelos de carne

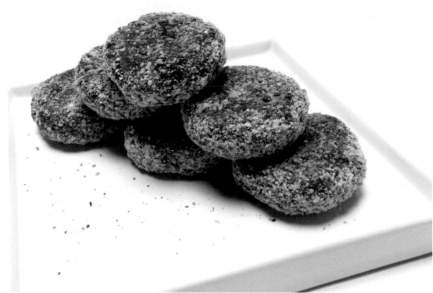

PÁGINA 135

Nuggets de pollo

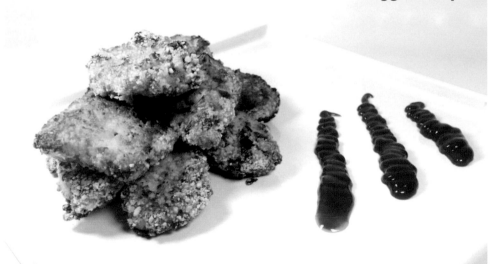

PÁGINA 136

Muffins de coco

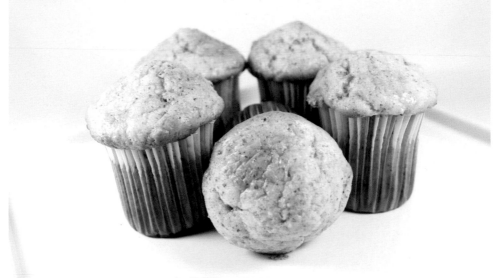

PÁGINA 142

Muffin de proteína

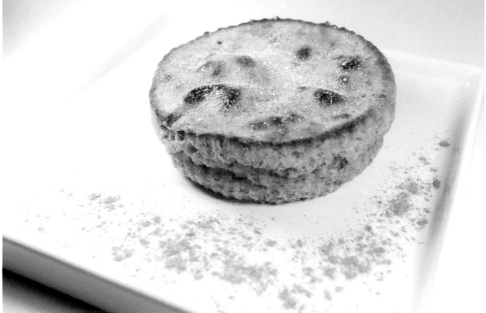

PÁGINA 146

Galletas proteicas

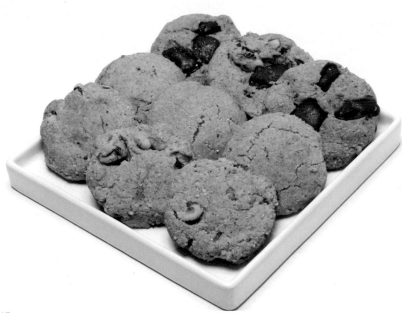

Trufas crocantes

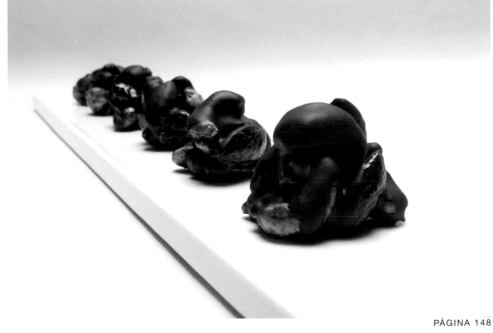

INGREDIENTES:

Para el caramelo:

12 sobres de edulcorante

1 cucharada de vainilla

1 cucharada de esencia de calabaza (opcional)

Para el quesillo:

250 g de auyama cocida al horno

2 tazas de leche de almendras sin azúcar

4 huevos

3 cucharadas de harina de almendras (opcional)

1 taza de edulcorante (24 sobres)

1 cucharadita de vainilla

1 cucharadita de canela en polvo

PREPARACIÓN:

Para el caramelo:

En una olla a fuego lento, mezcla los 12 sobres de edulcorante, 1 cucharada de vainilla y 1 cucharada de esencia de calabaza (opcional) hasta caramelizar.

Para el quesillo:

1. Cubre todo el molde o la quesillera con el caramelo.

2. Coloca todos los ingredientes en la licuadora, agrega los huevos uno a uno y deja licuar hasta obtener una mezcla homogénea.

3. Vierte la mezcla en el molde (ya cubierta de caramelo), cocina en el horno a 350ºF (180ºC) o en baño María por 40 minutos, o puedes hacer la prueba del palito de madera hasta que salga limpio.

De esta forma cerramos este maravilloso capítulo, ustedes ya tienen opciones que pueden multiplicar usando su imaginación. Eso de que comer saludable es aburrido no es más que un mito. ¡Sí se puede comer delicioso y saludable! Así que ¡buen apetito!

TIP INSTAGRAM

DIFERENCIAS ENTRE HAMBRE REAL Y HAMBRE EMOCIONAL (ANTOJOS)

Hambre real:

- Aparece poco a poco.
- Puede satisfacerse con cualquier alimento, principalmente aquellos que no sean dulces. Puede esperar mínimo 1 hora más de lo establecido, o sea, no hay urgencia alocada.
- Dejas de comer cuando estás satisfecho.
- Te sientes bien cuando terminas de comer.

Hambre emocional:

- Aparece de repente aun cuando hayas comido recientemente, o cuando estás aburrido, preocupado o triste.
- Comes el alimento que tienes en mente. Por lo general, son alimentos dulces, salados, procesados, calóricos.

6

DÍA 1:
¡HOY ES UN DÍA DIFERENTE!

Hoy es tu día, hoy comienzas una nueva vida por ti y para ti.

Todo cambio comienza con la actitud, así que lo primero que vas a hacer es mirarte desnudo en el espejo, obsérvate sin prejuicios, sin juzgar, sin miedo y agradece a Dios por lo que tienes, por lo que puedes hacer con cada una de las partes de tu cuerpo, por lo afortunado que eres al poder hacer uso de esa máquina maravillosa y perfecta que te ha dado.

Ahora vas a tomarte una foto por delante, una foto de lado y, si quieres, una foto por detrás. Esta es tu tarea semanal, es así como verás el progreso, el resultado de tu esfuerzo y será una gran fuente de motivación y de querer llegar más lejos.

Aquí comienza el reto. Se acabaron las excusas, ya no más "el lunes empiezo", "solo peco esta vez", "es que yo no puedo", y bla-bla-bla; amas el cuerpo que tienes pero desde este momento vas por el cuerpo que quieres, porque te lo mereces y ya tienes las herramientas, sabes que el único camino seguro, saludable y permanente para lograr tu meta es cambiar tu estilo de vida para siempre, no existen atajos ni vías mágicas.

"Dios no te hubiera dado la capacidad de soñar sin darte también la posibilidad de convertir tus sueños en realidad", Hector Tassinari. De esta forma hoy tomarás el control de tu salud y tu cuerpo, porque vas a cumplir tu objetivo y tienes el poder de decidir, de decir un NO rotundo a lo que sabotee tu proceso, y tu principal arma será tu enfoque, comenzaste una vida saludable y eso es lo que debe estar siempre en tu mente. Hoy estás más fuerte y decidido porque quieres una vida llena de energía, sin restricciones físicas y más tarde que temprano llegará el día donde te mires de nuevo al espejo y digas ¡lo logré!

📷 TIP INSTAGRAM

TUS EXCUSAS VS. MIS SOLUCIONES

- "No puedo dejar a mis hijos solos": En mi libro *Salvando vidas* hay ejercicios que puedes hacer desde tu casa, también puedes descargar por internet rutinas o comprar vídeos de Zumba, Insanity, P90X, etc.
- "Es que toda mi familia es gorda" (culpar a la genética): Con una alimentación saludable y ejercicio se contrarresta la genética. Si yo lo logré, tú también puedes.
- "No tengo tiempo para ejercitarme o cocinar mis comidas": Organízate, NO BUSQUES el tiempo, SACA el tiempo para ejercitarte y para cocinar. Deja todo acomodado y levántate 1 hora más temprano, por ejemplo, elige 1 día de la semana y prepara todas tus comidas.
- "Me duele la espalda, el brazo, lo que sea...": En este caso no es dejar de hacer ejercicio, si no saber cuál es el que se debería realizar; es recomendable consultar con tu médico para saber cuál es el que puedes llevar a cabo.
- "No me gusta hacer ejercicio": A muchas personas no es que no les guste el ejercicio, es que hacen el ejercicio que NO les gusta y lo ven como sacrificio u obligación. Ejercicio es practicar alguna actividad física que disfrutes, te divierta y te mantenga activo: correr, bailar, nadar... busca la que te guste y ponla en práctica.
- "La comida saludable es costosa": Más costosa es una camisa de marca, una entrada a un concierto y más costosos aún serán los tratamientos y medicinas para curar las enfermedades futuras si no te cuidas desde hoy.

DÍA 2:
UN DÍA A LA VEZ

Ya superamos el primer día, para aprender a caminar primero gateábamos y después hacíamos pasitos hasta que con el tiempo nos volvimos expertos. Así es este camino. Vamos lento pero seguro, cuando te levantes no pienses "faltan 23 días 5 horas y 64 segundos" para llegar adonde quieres, así no funciona.

Piensa en lo que harás ese día por ti y ya verás que al llegar la noche te acostarás con la satisfacción de haberlo logrado, de eso se tratan todos los días, de que cada uno de ellos esté lleno de bienestar; por ahí dicen que "cada día trae su afán" y si te pones a pensar en tooooodoo el tiempo que te falta para lograrlo, lo que posiblemente suceda es que "tires la toalla", dicho de otra forma: que te quedes a mitad de camino y que definitivamente te convenzas de que "esto no es para ti". Ahora yo te pregunto ¿no es para ti tener una vida saludable?, ¿no es para ti tener el cuerpo que siempre has querido? ¡Claro que es para ti! Pero, ¿quién tiene el poder y la potestad para impedírtelo?, ¿tú mismo? ¡Por favor! No me hagas reír, el que quiere, puede. PUNTO. Por más difícil que parezca.

La desesperación nos puede atacar en cualquier momento y precisamente en esa batalla interna en la que quieres seguir firme, pero estás flaqueando... toc-toc-toc, llega a casa tu abuelita con un delicioso pastel o a la vecina diciéndote "¿deseas pasar a tomar una tacita de café con galletitas?" y es precisamente en ese momento donde un amable "te lo agradezco pero no gracias", debe salir de ti.

De eso se trata, de estar fuertes y seguros de lo que queremos, si fuera tan fácil todo el mundo sería y estaría en forma, solo los que tienen la fuerza mental lo logran y yo sé que tú ya estás listo. Piensa en una vida sana, sin pastillas, sin dependencias, una vida libre, llena de energía y el orgullo que sentirás cuando veas tu cuerpo y encuentres ese ser que sabes que está ahí y que poco a poco irás develando, así que ¡fuerza! Recuerda que quien te habla es una persona que fue obesa y que superó todos los obstáculos con tal de mejorar su salud, la de su familia ¡y mira dónde me puso Dios! En un lugar donde muchas personas pueden escucharme, leerme y salvar sus vidas. No busques atajos para llegar a tu meta, simplemente enfócate y disfruta del camino.

DÍA 3:
ORGANÍZATE

Esta es una de las claves que te permitirán mantener el enfoque. Ya sabes y tienes claro qué quieres, ya sabes qué hacer y qué no. Si bien es cierto que para conseguirlo hay que trabajar muy duro y sin descanso, "persistir y nunca desistir", lo más importante es tener confianza en uno mismo, nada lograrás trabajando fuerte si no crees en lo que haces.

Resulta que por azares de la vida te llaman para decirte que tienes un almuerzo con el presidente de la compañía en la que siempre has soñado trabajar o que vas a estar con tu artista favorito… ¿Qué haces? Preparar cada uno de los detalles: sacas tu mejor traje, vas a la peluquería, te arreglas las uñas, el cabello; te aseguras de que no se te escape nada, todo debe estar perfecto para el gran momento. Y, ¿por qué no haces eso para ti? ¡Claro que puedes! Planifica lo que será tu día, cocina, empaca, mantén en la nevera reservas, por qué las citas más importantes las tienes todos los días contigo mismo.

Por lo tanto, todos tus esfuerzos deben estar puestos en un solo objetivo, si tienes muchas metas planteadas a la vez tendrás que dividirte, no te alcanzará el tiempo, dejarás todo a medias. Aquí no hay espacio para las excusas. Tienes que ser realista y escoger la mejor opción; es decir, tienes que tomar en cuenta los recursos que tienes a tu alcance y el tiempo con el que vas a contar para alcanzar tu objetivo; en pocas palabras, tienes que organizarte (una persona organizada le saca provecho a las 24 horas del día), de lo contrario las excusas se apoderan de ti y te sabotearán.

Por último y no menos importante es confiar, quererte y valorarte a ti mismo cada día más; esta es la única manera de acercarte cada vez más a tu meta; ¿cómo hacerlo?, muy fácil, cambia pensamientos negativos por positivos, mantén siempre una sonrisa, respira y recuerda que lo que vale la pena requiere tiempo, pero se puede lograr.

DÍA 4:
TOMA LA MEDICINA DE LA VIDA

Sin lugar a dudas, la mejor medicina de la vida la tenemos a nuestro alcance y a veces la dejamos pasar por nuestras narices sin darle la menor importancia.

Abrimos los ojos y ¡respiramos! Estamos vivos y qué privilegio es ese, salimos a la calle, el aire y el sol o la lluvia están esperándonos para que apreciemos lo mágico de la naturaleza, llegamos a nuestro lugar de trabajo y en medio de la rutina algún compañero hace algún comentario gracioso y ¡todo el mundo a reír!, esa complicidad descarga un poco la carga laboral y el día continúa… estás en tu oficina y tomas agua, ese líquido preciado que nos mantiene vivos y saludables, ¿sabes cuántas personas darían lo que fuera por un solo sorbo de agua? Terminas la jornada, llegas a casa, ves a tus hijos, a tus papás, a tus seres queridos y qué esperas, ¡abrázalos! Diles cuánto los amas.

Todo esto te lo digo para que veas las cosas maravillosas que pueden suceder en "un día normal". Las cosas pequeñas que deben llenarte de motivación, no hay que buscar más, allí están tus respuestas, tus motivos, el resto llegará por añadidura. Da cariño, expresa tu amor, sé agradecido. Ora, medita, ponte en contacto con tu yo interno, con Dios. Cambia tus hábitos, recuerda que tener una vida saludable no se trata solo de comer bien y hacer ejercicios; es también fortalecer el espíritu y el alma.

Sé que en la tele, en el cine, en las vallas o en cualquier lado vemos prototipos con los que nos sentimos identificados, búscalos para inspirarte pero no pretendas ser como ellos, cada ser es único e irrepetible, así que busca la mejor versión de ti sin compararte.

Lleva una vida sencilla sin hacerte tantos interrogantes, sin culparte, sin buscar excusas; simplemente, poner manos a la obra, luchar, agradecer y mantener una actitud positiva por sobre todas las cosas nutre el organismo y evita el envejecimiento prematuro. No te compliques, tal vez no sé cuáles sean tus preguntas y problemas pero de lo que sí estoy seguro es de que Dios siempre será la respuesta.

DÍA 5:
CAMBIA EL CHIP

Toda esta transformación, este deseo de superación, de encontrar nuestro óptimo estado de salud, físico y mental, radica en una base que debe ser sólida: cambia el chip, con esto me refiero a que debes dejar viejos patrones, creencias y por supuesto acciones que te llevaron a un lugar del cual quieres salir. Debes ser crítico y cuestionar lo que te rodea, lo que te ofrecen. Cuando tengas algo muy tentador a tu alcance pregúntate ¿me engorda?, o ¿me nutre? Después de que te respondas, sabrás qué debes hacer.

En este proceso debes entender que lo que importa no es la cantidad de ejercicio que haces sino la manera como comes. No se trata de contar calorías, se trata de contar nutrientes. Yo debo confesarles que mentalmente sigo siendo gordito, porque me gusta comer mucho, porque me gustan la comida chatarra, los dulces, las gaseosas, pero creé conciencia y entendí que por más delicioso que sea esto para mi paladar, lo único que finalmente hará es perjudicar mi salud y mi cuerpo, razón por la que he trabajado para fortalecer mi fuerza de voluntad y soy yo quien decide cuándo "pecar", soy yo quien escoge qué comer, la comida la escojo yo, no me escoge a mí; por eso, porque yo lo he vivido, porque sé lo que se siente y más aún porque sé que sí se puede, cambia el chip y llegarás a lugares donde jamás imaginaste llegar.

Preocúpate menos y ocúpate más, habla menos y escucha más, enójate menos y ríete más, critícate menos, apláudete mas

Recuerda que "la fuerza no viene de la capacidad del cuerpo, sino de la voluntad del alma", Mahatma Ghandi.

TIP INSTAGRAM

UN SUEÑO ES POSIBLE EN UNA MENTE POSITIVA

Los sueños son una de las cosas más importantes en la vida de cualquier ser humano, son ellos los que le dan sentido a la vida, son una fuente de inspiración, impulso e ilusión, así como también de planeación, esfuerzo, trabajo, determinación y perseverancia.

Un primer paso que mantendrá con vida tu sueño es definir qué es lo que te motiva a perseguirlo, pues en gran medida esto marcará el esfuerzo que pongas en él y tu proyecto cobrará mayor validez y compromiso.

Ponle fecha a tus objetivos: Es importante que te comprometas contigo mismo y definas el tiempo que requieres para cumplir tu sueño o meta. "En 2 meses quiero pasar de talla 8 a 4", "quiero bajar 6% de grasa en 3 meses" son ejemplos de metas a corto/mediano plazo con fechas establecidas.

Asume una actitud positiva aun cuando te encuentres con barreras, y no permitas que estas te hagan dudar o abandonar lo que tanto has anhelado. Recuerda que si crees en ti, en poder lograr eso que quieres, las barreras y obstáculos serán solo retos que te impulsen.

Rodéate de personas positivas o con tu misma meta; ellas tendrán una palabra de aliento para ti y te animarán a seguir tu camino cuando sientas que vas a desfallecer. No olvides que lo más importante a la hora de querer lograr un sueño es creer en ti y en tus capacidades por sobre todo, pues tu único motor de las cosas que emprendes eres tú mismo. #SalvandoVidas

DÍA 6:
NO TE ENGAÑES

La transformación de tu vida debe ser de raíz y sin rodeos. No te mientas ni pretendas que las cosas van a suceder con el mínimo esfuerzo o, peor aún, por inercia. Si te comes una ensalada a la semana no te hará adelgazar, del mismo modo que si te comes una hamburguesa a la semana no te hará engordar. Crea un balance donde lo positivo prevalezca, no necesitamos un curso intensivo para saber qué está bien o qué está mal, qué se debe comer y qué no, qué nos perjudica y qué nos favorece.

No quiero que se vayan a extremos y ahora solo vayan a comer todos los vegetales verdes que se les atraviesen con pollo o, por el contrario, hacer "la dieta de la grasa" que a fulanita le funcionó porque la realidad es que a fulanita le puede dar un infarto con esa manera de comer y de qué le sirve estar re-flaca pero enferma. Eso no es saludable y a este punto ya ustedes lo saben. Este proceso es un compromiso tuyo contigo mismo, lo cual requiere más responsabilidad. No seas facilista, no te mientas, sé fuerte y definitivo al momento de tomar decisiones.

DÍA 7:
LA MOTIVACIÓN ES
LA GASOLINA DEL CEREBRO

Ya son siete días de avances, de logros, de superar obstáculos, de tener claro que los cambios no son un milagro, son constancia, que no estás haciendo un sacrificio, estás disfrutando el proceso, que aunque para muchos parezca que estás obsesionado, no es así, estás determinado a conseguir lo que tanto anhelas.

Ahora has superado los primeros días, los más difíciles cuando de hacer un cambio se trata, lo que queda será más fácil, tanto que se convertirá en tu estilo de vida.

Te espera una vida que has visto en muchas personas que ya dieron el paso, serás la inspiración para muchos de los que te rodean que quizás han fallado una y otra vez y se quedan sin ganas de intentarlo de nuevo, serás la guía para otros que quieren pero no saben cómo hacerlo.

Todo esto gracias a tu fuerza, a tu empeño, a tu fortaleza mental que pudo más que los malos hábitos, que las costumbres erradas. Ahora sabes qué se siente tener el control y sabes que ahora el que decide cuál será el camino a recorrer eres tú. Cambia tu mente, cambia tu vida.

7

DESAFÍA TU CUERPO EN EL EMBARAZO

¡**E**L RESULTADO ES** positivo! Van a ser papás.

Ese momento no se puede describir con palabras, son tantas sensaciones, tantos sentimientos, tanta alegría, ¡tanto de todo!

Es una etapa en la queremos hacer las cosas como se debe para darle a ese ser que viene en camino lo mejor de nosotros y que su llegada al mundo sea lo más perfecta posible.

Este capítulo va dedicado a todas las futuras mamás, para que más que cuidar su figura, tengan un embarazo saludable, entiendan que llevan una vida nueva en su ser y que tienen la responsabilidad de ser concientes de lo que hacen durante la gestación, que RETEN su vida y la del bebé para que desde el mismo instante en que se enteren de que van a ser mamás, ambos estén en óptimo estado de salud.

Al futuro papá: no creas que te vas a escapar de leer este capítulo; todo lo contrario, va a ser de gran importancia, eres el apoyo principal de tu mujer; a tu cargo está el cuidado de esas dos personas que son tu eje, tu centro, tu motivación. Y prepárate porque una semana después de dar a luz, todos las queremos como cuando nos enamoramos por primera vez.

Traer al mundo a un bebé sano con una mamá en condiciones óptimas es nuestro objetivo.

Volviendo la mirada hacia la mamá, lo más importante es que estés clara de que eso de comer por dos es totalmente un mito, de hacerlo terminarás engordando el doble de tu peso actual, cosa que no es satisfactoria ni saludable para ti y hasta podrías traerle complicaciones a tu bebé. ¿Te imaginas si son gemelos o trillizos? Mínimo, terminarías acabando tú sola con la comida del mes de tu casa y ni hablar de las consecuencias si terminas con obesidad... pero ya eso lo hablaremos más adelante.

TESTIMONIO

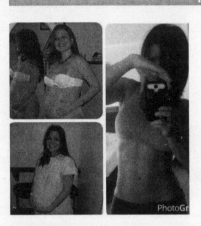

Tengo 35 años, abogada de profesión, estoy casada desde hace 13 años, madre de 2 niñas, de 12 y 9 años respectivamente.

Ser madre cambió mi vida radicalmente, atrás quedaron el tiempo libre y la vida relajada, para transformarme en una mamá dedicada que además trabaja por fuera; mi tiempo era limitado, giraba en torno a mi oficina y a mi casa, en medio de papeles, contratos, biberones, galletas y helados. Después de mi segundo embarazo, empecé a observar que mi cuerpo se transformaba día a día en un depósito de grasa localizada, tenía bolsillos grasosos por todos lados, en el estómago, en los brazos, en mi cuello, mis caderas, en medio de las piernas, me obsesioné con mi apariencia al punto de someterme a todas las dietas habidas y por haber, la de la sopa, la de la manzana, la de la piña y el atún, la dieta de los puntos, sin lograr los resultados que esperaba, pues en cuanto la dieta acababa mi estado anímico era terrible, la falta de una adecuada alimentación me dejaba histérica y peor aún cuando en menos de una semana volvía a comer normalmente, el efecto rebote hacia que mis depósitos de grasa aumentaran dos veces más.

No puedo negar que probé de todo, me puse balines en las orejas para controlar la ansiedad, tomé pastas supuestamente milagrosas que casi me matan pues en sus componentes secretos estaba la sibutramina, y llegué al punto de someterme a una cirugía plástica para eliminar el depósito de grasa localizada en mis caderas... A los 6 meses la grasa había vuelto a su lugar y tenía más celulitis que antes de la operación; la razón era sencilla, no sabía comer, me alimentaba mal y creía que dejando de comer o eliminando del todo las harinas y los carbohidratos de mi vida iba a conseguir eliminar la grasa que se había instalado en mi cuerpo después de mis embarazos.

Un día estaba en una librería y vi el libro azul, Salvando vidas, lo tomé y empecé a hojearlo, y cuando leí sus primeras páginas decidí comprarlo, me identificaba con cada cosa escrita; una vez terminé de leerlo (solo 2 días bastaron) empecé a alimentarme saludablemente, eliminé la palabra "dieta" de mi vida y empecé a usar los términos que allí había aprendido, empecé a cocinar saludable para mí y para mi familia, buscaba recetas nuevas para no aburrirme de comer siempre lo mismo y para que mi esposo y mis hijas aprendieran a comer saludablemente, mi cuerpo empezó a transformarse, dejé de pesarme todos los días, los depósitos de grasa empezaron poco a poco a desaparecer, la celulitis de mis piernas casi era imperceptible, una mañana me tomé una foto frente al espejo y cuando la miré no podía creer lo que veía, lloré de la felicidad, no me lo propuse jamás, solo quería eliminar la grasa localizada, pero el premio a mi disciplina estaba ahí, ¡¡tenía CUADRITOS!!, a mis 35 años, sin matarme en un gimnasio había logrado que me salieran ¡cuadritos! ¿Cómo pudo pasar eso? Sencillo, ahí estaban, solo que la grasa ¡no los dejaba ver!

José Fernández, con solo su libro Salvando vidas, cambió mi vida, transformó mi manera de alimentar a mis hijas y a mí misma, mi esposo, al leer el libro bajó 7 kilos, y la señora que me ayuda en casa pasó de talla 10 a talla 6, entendí que no se trata de una dieta, se trata de un cambio de vida que involucra a tu familia y amigos, se trata de vivir saludablemente, entendí que lo que menos importa es bajar de peso, lo que importa es cuidar tu cuerpo y mente; viviendo una vida sana, la transformación física será entonces el premio a tu constancia y amor propio.

Gracias José, jamás abandones la misión que Dios te ha dado. Un abrazo.
Lina María Caicedo Ocampo
Instagram: @linacaicedo_fitfood

Simplemente se trata de comer mejor, alimentos saludables, de alta calidad, tienes que tomar en cuenta que estás construyendo la propia materia prima de tu hijo; dicho de otra manera, cada célula que se va formando en el cuerpo de tu bebé se debe a lo que comes. Siempre he dicho que todo dentro de una vida saludable es cuestión de moderación, balance y equilibrio, y en este caso vale por dos.

De seguro ya le estás mandando saludos a doña Rosa (mi mamá) creyendo que voy a amargarte la vida y que no podrás comer nada rico ni provocativo como un chocolatico, un helado o una pizza durante la gestación; arrepiéntete de los malos pensamientos para quien me trajo al mundo y más bien me tienes que ir queriendo, porque claro que puedes darte tus gustos de vez en cuando, por lo menos una o dos veces por semana, y si tienes antojos espontáneos ¿cómo decirles que no? Lo importante es no te quedes estancada ahí, comiendo mal durante los nueve meses que dura el embarazo porque ahí sí ya no nos estaríamos entendiendo.

Durante el embarazo no se trata de qué comer y qué no comer, sino más bien, de qué se debe evitar y de qué se debe aprovechar porque tomando en cuenta que eres la protagonista de la vida que estás formando dentro de ti, tu alimentación es primordial y debe ser más cuidadosa. Además, se trata de tener un embarazo sano y feliz sin engordar tanto para que después no te andes matando en un gimnasio y comiendo pura lechuga con atún para recuperar la figura más "rápido", ¿o me equivoco? Y digo esto porque aunque te repita mil veces que no te preocupes por tu figura en este momento sino más bien por cuidar tu embarazo mediante los cuidados básicos y la alimentación, ya me comenzarías a agarrar odio de nuevo.

Entonces, vamos a hablar de lo que se debe evitar, de eso que únicamente se habría de comer cuando se tiene un antojo exagerado o cuando te quieras dar un gusto:

- Evita los embutidos, los fiambres, la sal de mesa, los enlatados y todo aquello que contenga sal y sodio en exceso. Leíste bien ¿verdad?, dije "en exceso". No se trata de restringirla si no quieres, se trata de moderar su consumo al máximo recordando que se permiten solo 2.000 mg de sodio al día. La sal es un mineral que ciertamente puede ayudar a controlar la contracción muscular, regular el volumen sanguíneo y la presión arterial, pero no por eso se le puede dar rienda suelta a consumir desmedidamente, porque este a su vez está asociado también con la presión alta, enfermedades cardiacas y renales, retención de líquidos, hasta te hace desarrollar la temida celulitis y todas estas consecuencias te pueden llevar a tener un embarazo riesgoso.
- Evita el azúcar, las harinas refinadas y los productos que sean muy procesados; estos solo te harán engordar porque además de que son alimentos con calorías vacías (no te nutren), estarán elevando mucho tu insulina, lo que puede ocasionarte una diabetes gestacional. Aprovechando que mencioné lo de la diabetes gestacional, quiero decirte que esto, aun comiendo sano, a muchas mujeres (especialmente primerizas) les puede pasar, así que no te preo-

cupes, toma las medidas necesarias que tu médico te indique y sigue comiendo sano.

- Evita las proteínas crudas o poco cocidas como las carnes rojas término medio o pescados crudos, pueden contener ciertas bacterias, dando como resultado una intoxicación, vómitos, diarrea, fiebre y deshidratación. Al estar embarazada, tu sistema inmunológico se vuelve vago, funciona más lento, o sea le da pereza tener que trabajar por dos (o tres, o cuantos bebés sean) y eso te hace más sensible a los gérmenes que causan las intoxicaciones alimenticias. Un dato importante acerca de comer proteínas de esta manera es que puede afectar la placenta y ocasionarle daños al bebé.

- Evita las bebidas alcohólicas, el cigarrillo, el café u otras bebidas altas en cafeína. El alcohol, al ser tomado entra en la sangre de quien lo consume (en este caso la mamá) y de igual manera entra casi del mismo modo en la sangre del bebé, esto puede traer muchos problemas y complicaciones para ambos como deficiencias mentales, deformidades o parto prematuro. Por otro lado, fumar durante el embarazo está relacionado a una limitación en el crecimiento del feto por falta de oxígeno, lo cual puede traer consecuencias a corto plazo como un parto prematuro. En cuanto a nuestro amado café, limita su consumo a máximo dos tazas al día y trata de evitarlo a toda costa en el primer trimestre porque el café al igual que cualquier otra bebida que contenga cafeína, actúa como estimulante y podría ocasionar un aborto espontáneo, además, si presentas acidez, náuseas y/o vómitos, la cafeína no sería tu mejor remedio.

- Evita los pescados altos en mercurio como el atún, corvina, anchoa y todos los de aletas azules. El mercurio es un metal que se encuentra con frecuencia en el agua, muchos pescados de este tipo lo absorben con facilidad. Durante el embarazo, está asociado a deformaciones cerebrales, problemas de visión y audición del feto. Es cierto que muchos de estos pescados contienen ácidos grasos esenciales como el omega 3 que son beneficiosos; es aquí donde escoger con inteligencia es la clave, pues el salmón, tilapia, pargo o sardina son buenas opciones por sus propiedades y por ser bajos en mercurio.

Tranquilas, mujeres, que no todo en esta vida es malo, lo que acabo de mencionar simplemente se debe comer con moderación, tienes que tener claro el significado de esa palabra, recuerda que moderación no es sinónimo de restricción. Si un día te provoca una ensalada de atún a todo terreno, ¡cómetela con gusto!, o por el contrario, es el cumpleaños de tu hermana y te quieres tomar un vaso de refresco, ¡tómatelo también con gusto!; el secreto es no abusar y quedarte pegada ahí.

Otro punto que quiero que comprendas es que todas mis recomendaciones son generalizadas, quiero decir con esto que todos los embarazos son distintos y los organismos no funcionan igual, por lo tanto, siempre tienen que tomar en cuenta lo que les diga su médico de cabecera. Sin embargo, es bueno tener una base o idea para ayudarte a tener un embarazo más saludable y eso es lo que yo te ofrezco en este capítulo.

Ahora, entremos en materia de lo que sí se puede comer, de lo que está permitido con los ojos cerrados; en otras palabras, lo que mencionaré a continuación serán tus mejores amigos en la cocina, así que procura ser chévere con ellos:

- Los vegetales de todos los colores y tamaños, al igual que las frutas, son lo único que sí deberías comer por dos, tres y hasta cuatro bebés. Te aportan las vitaminas, minerales y antioxidantes esenciales que necesitas para ti y para nutrir a tu hijo.
- Todos los alimentos que contienen calcio, hierro y ácido fólico son primordiales (estos son los tres mosqueteros que te ayudarán a tener una buena, sana y fuerte gestación). Al bebé le favorecen en su buen desarrollo casi en su totalidad y en cuanto a ti, ¡futura mamá!, fortalecen tus defensas evitando padecer ciertas enfermedades como la anemia. La anemia es lo que más se debe evitar porque te puede traer complicaciones en el parto; de ser parto natural, pujar sin fuerzas es como hacer ejercicio en tacones, o sea, no tiene sentido, y de ser cesárea podrías desmayarte en plena acción. Algunos alimentos ricos en los nutrientes antes mencionados son todas las verduras de color verde; espinacas, espárragos, brócoli, etc., los granos como frijoles y garbanzos, así como también la lechosa, papaya y fresas.
- Consume y prefiere siempre los carbohidratos complejos como la avena, granos y cereales integrales, batata y papa. Estos mantienen nivelada tu glucosa en la sangre, te dan energía y, debido a su contenido en fibra, evitan el estreñimiento y te dan saciedad por más tiempo. Prepárate, porque sufrir de estreñimiento también es normal durante el embarazo, por eso comer este tipo de carbohidratos y alimentos fibrosos te ayudará a combatirla.

- Toma suficiente agua. Este humilde y querido líquido ayuda a que los nutrientes lleguen a las células y sean transportados a tu bebé, además de eliminar las toxinas acumuladas en tu cuerpo.
- Las proteínas de alta calidad: pollo, huevos, salmón, tofu, carne de res magra, sardinas, tilapia —o cualquier otro pescado blanco—, pavo, entre otros son fundamentales y deben estar presentes en todas tus comidas. Como te mencioné hace rato, mediante tu alimentación estás formando al bebé, entonces haz de cuenta que las proteínas son la máquina y tú eres el constructor.
- Las grasas insaturadas (grasas buenas) son muy importantes, especialmente el omega 3; estas ayudan al desarrollo neurológico del bebé, así como también favorecen una mejor absorción de las vitaminas A, D, E y K. Consumirlas en pequeñas porciones es suficiente para aportarle al organismo su dosis diaria. Algunos alimentos que la contienen son el aguacate, aceite de oliva, de coco, salmón, nueces, almendras, semillas de chía, cacahuates, aceitunas, entre otros.
- Si antes de quedar embarazada tomabas algún batido de proteína, lo puedes seguir haciendo, una vez al día no pasa nada. Los batidos equivalen a una porción de proteína como las claras de huevo que son de rápida absorción, lo cual nutre, mantiene y fortalece tu masa muscular. Y en este momento quiero romper un mito el cual dice que no se puede tomar batido de proteína durante el embarazo porque la mujer engorda de más, el problema es que no saben elegir una buena proteína y escogen una alta en carbohidrato y azúcar.

Recuerda que yo diseñé NuShake, un batido de proteína, sin sabor, que puedes agregar a tus bebidas favoritas, jugos e incluso a tus sopas potenciando el valor nutricional y favoreciendo la salud y nutrición del bebé que viene en camino. Lo puedes adquirir en mi página www.entre nadorjose.com, y después de la cuña publicitaria, retomo.

Ya sabemos que estar en gestación requiere de un cuidado alimenticio especial, por lo que estar embarazada no es sinónimo de ser gorda. Y digo esto porque muchas por capricho piensan de esa manera y se excusan diciendo "voy a aprovechar para comer de todo porque estoy embarazada" y lo que provoca es decirles "estás formando un bebé dentro de ti, no un zafacón (basurero)". Por supuesto que al estar en estado es normal que aumentes de peso porque llevas una vida adentro, es hasta necesario para que tu bebé esté sano y fuerte, pero esta ganancia de peso debe ser de manera inteligente, con una buena nutrición.

En términos saludables, se dice que se deberían consumir de 250 a 500 calorías más de lo regular, aumentando de 9 a 12 kilos por cada embarazo calculando 1 kilo y un poquito más por mes. Pero claro, todo depende de cuántos bebés sean, también influye tu peso, tu estatura y a cuántas de tus amigas hiciste caso en que deberías comer por dos. Como le diría a una cliente embarazada: ¡flaquita, cuidadito con eso!

A ustedes, mujeres flacas, mucho cuidado que por creer que son flacas se pueden dar el lujo de comer y aumentar lo que quieran durante el embarazo. Comer desmedidamente puede ocasionar obesidad, crea grasa visceral (grasa pegada a los órganos que a simple vista no se detecta pero muchas flaquitas la padecen y de ahí el término que utilizo graciosamente con mis clientes "flacas grasosas"). Por el contrario, a las mujeres con sobrepeso u obesidad que quieren quedar embarazadas deben hacer ajustes en su alimentación antes de concebir, para evitar complicaciones a futuro; para las que ya están en gestación, el cuidado debe ser mucho más delicado porque se les pueden presentar de igual forma complicaciones severas como diabetes, presión arterial alta y problemas en el parto. Para cualquiera de los casos, la alimentación saludable siempre será el mejor remedio natural o la pastillita milagrosa.

"Ok, José, nos quedó clara la alimentación, ¿y los ejercicios?", me preguntan. Tranquilas mis niñas, que ya vamos a eso.

Si antes de estar embarazada entrenabas y hacías ejercicios regularmente, no tienes por qué dejar de hacerlo, o si estando embarazada te dio por comenzar a ejercitarte ¡hazlo, estás embarazada no enferma! La actividad física te ayudará a disminuir los dolores de espalda, a mantener tu masa muscular, a acelerar tu metabolismo, te dará más energía, tendrás mejor ánimo, así como también te ayudará a dormir mejor y por supuesto te hará recuperar tu figura más temprano que tarde.

Pero eso sí, la intensidad con que hacías los ejercicios debe cambiar, esta vez tienes que mantener tus pulsaciones controladas (hay relojes en el mercado que te pueden ayudar con esto) pero básicamente deben estar por debajo de 145 latidos por minuto aproximadamente y tienes que estar alerta a las señales que te envíe tu cuerpo, por ejemplo: si sientes dolor, para inmediatamente el entrenamiento; si estás agotada, te mareas, se te fueron las luces y comienzas a ver pajaritos o simplemente dejaste de tener ánimo, descansa; si te hace falta oxígeno, al bebé también le hará falta, así que detente, baja las pulsaciones y respira.

No puedes hacer ejercicios de alto impacto durante el periodo de gestación porque puedes poner en riesgo tu embarazo. Los mejores ejercicios son los cardiovasculares, como caminar, nadar, yoga o bailoterapia.

TESTIMONIO

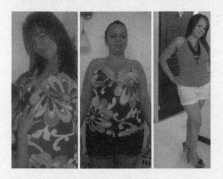

Hola a todos, soy colombiana y madre de dos bellas hijas, tengo 26 años y les contaré cómo gracias a Dios y las enseñanzas del entrenador José logré cambiar y salvar mi vida; en abril de 2013 quedé embarazada por segunda vez, desde el principio de mi embarazo comencé a subir mucho de peso y a comer por dos, en los controles médicos me decían que tenía una obesidad de 3er grado y sin decir de las ecografías donde con dificultad se observaba bien al bebé debido al gran tejido adiposo que cubría mi abdomen, me decían que estaba propensa a una diabetes gestacional, preclamsia, parto prematuro... etc. Y efectivamente, a las 36 semanas de embarazo me hospitalizaron de urgencia por preclamsia (presión alta), induciéndome el parto porque corría peligro mi vida y la de mi bebé. Fue así como nació mi pequeña hija prematuramente, afortunadamente ella salió adelante muy bien, le dieron primero salida mientras a mí me dejaban en cuidados intensivos porque ni con 3 medicamentos se normalizaba mi presión arterial, ya luego de 4 días me dieron salida pero me mandaron con una bolsa llena de medicamentos para controlar mi presión que debía tomar a diario. Ya luego en casa disfrutando de mi bebé y mi familia era como seguía comiendo de una manera aterradora, ya no estaba en embarazo pero era como si aún lo estuviera, mi barriga era tan grande que la gente aún pensaba que estaba embarazada y me daban el asiento en los buses, yo por dentro estaba destrozada, sentía que no era una mujer bonita sino solo una bola de grasa que engordaba sin parar, me deprimía, lloraba y odiaba mirarme en los espejos que reflejaban una dura realidad que no quería ver. Un día estando en casa viendo la tele vi por primera vez al entrenador José en un programa de televisión en mi país, me interesé mucho en todo lo que él decía y sentía que era la solución a esa obesidad que estaba acabando con mi vida, fue así como tomé una decisión y al leer el libro Salvando vidas tuve todas las herramientas necesarias para cambiar mis malos hábitos, me empecé a interesar en el deporte y sobre todo cambié mi alimentación, ya no agregaba el cubo de caldo de gallina diario

a nuestra comida, disminuí al máximo la sal, el azúcar y, entre otras cosas que aprendí al leer el libro que realmente salvó mi vida, al poco tiempo de empezar con mi nuevo estilo de vida empecé a ver cambios y eso me motivaba a seguir y esforzarme cada vez más y así logre bajar 17 kilos (34 libras) en dos meses y medio, dándole un giro de 360 grados a mi vida. Hoy en día soy una mujer nueva, renovada, feliz, recuperé mi autoestima y sobre todo mi salud porque ya no tomo medicamentos para la presión, y este camino no termina, aún quiero seguir cada día con disciplina y constancia logrando mis sueños y qué mejor que con la ayuda del mejor entrenador, hoy me siento muy feliz de poder contar mi testimonio para motivar a muchas personas que al igual que yo pueden cambiar su vida, es solo tomar una decisión. Gracias a Dios y a mi entrenador José por salvar mi vida.

Ana María Mazabel
Instagram: @MARIANA.CASTRO.7967

En cuanto a las pesas, puedes hacer ejercicios con ellas máximo tres veces a la semana pero con poco peso, no ejercicios muy bruscos y siempre cuidando tu postura y el ritmo cardiaco. Aquí quiero hacer una acotación para que lo tengas presente: es muy importante tener en cuenta que todo ejercicio que requiera peso por encima de tus hombros está totalmente prohibido, como por ejemplo press militar, sentadillas con barra y levantamiento de triceps sobre la cabeza, esto puede afectar tu columna vertebral con la posibilidad de causar un daño permanente en el cuerpo con un mínimo mal movimiento que hagas, así como también todos aquellos que requieran de un esfuerzo superior en el área de la pelvis como press de pierna, ejercicios aductores y todos aquellos que se realicen boca abajo.

Durante los nueves meses de tu embarazo, tu entrenamiento debe estar basado únicamente en tu salud y la de tu embarazo, eso de tener un cuerpo saludable y tonificado pasa a segundo plano. Así que si buscas tener unos brazos o piernas definidas, olvídalo porque eso no debería ser tu prioridad, más bien disfruta del proceso. Ah, y por favor (ya aquí la cara me está cambiando), por amor a Dios, no me preguntes cuáles son los mejores ejercicios de abdominales durante el embarazo porque mi respuesta a lo mejor no sea la más sutil del mundo, así que preocúpate por tu alimentación, que yo te prometo que una vez tengas a tu bebé en brazos, con el #RetoAbdominales volverás a tener tu abdomen planito.

Hay mujeres que se ven afectadas por las náuseas y las fatigas, y es por eso que muchos doctores no les permiten ejercitarse por lo menos las primeras 12 a 16 semanas, de ser este tu caso, no te pongas a inventar y enfócate en cuidar lo que comes. Sin embargo, yo aconsejo involucrar la actividad física después del tercer mes de gestación siempre y cuando no presentes ningún tipo de complicaciones o riesgos. Los primeros meses son cruciales, muy delicados, por lo que prefiero que alces peso lo menos posible, descanses y trates de no darle muchos movimientos (menos bruscos) al cuerpo.

Yo puedo estar aquí aconsejándote más que un cura de iglesia, pero la última palabra siempre la tendrás tú y principalmente el médico que lleve tu control. Hay mujeres que presentan embarazos muy riesgosos, por lo que les prohíben la actividad física por completo, como hay otras que desde el primer mes no presentan ningún padecimiento riesgoso y se pueden ejercitar sin problemas. Cada cuerpo es un mundo, así que aprende a escuchar al tuyo.

Un punto que casi pasaba por alto, que sé que a muchos hombres (los futuros papás) les va a gustar, es que tener relaciones sexuales durante el embarazo está permitido, salvo que exista alguna indicación médica por patología. También existen limitaciones durante las tres últimas semanas, cuando el bebé está prácticamente encajado en la pelvis listo para salir a llenar tu vida de colores, pero también a darte dolores de cabeza, jajaja. Pero por lo demás, tener relaciones sin inventar mucho —ni se les ocurra ponerse de contorsionistas, ni acróbatas a tratar el salto del tigre mueco o la caída de la hoja en versión triple X, tampoco hasta allá—, si hacen las cosas normales, además de placentero puede ser hasta beneficioso para el embarazo. Eso sí mis queridos amigos, cuando la mujer diga que no, es no; así que toca aguantarse, llenarse de paciencia y sobarle la barriguita para que los ánimos se relajen.

Bueno, ya hemos viajado por varios meses dentro del embarazo y ahora el día más esperando ha llegado, tuviste a tu bebé, todo salió bien y comienzas a recibir por parte de tu vecina cajas de chocolate Panky™ (chocolate de Puerto Rico que comía cuando niño), por parte de tus compañeros de trabajo las famosas galleticas saladas que comían en su *break* de las 3 de la tarde, el arroz con leche preparado por tu mamá, y no puede faltar la amiga colombiana que saca de su cartera un Chocoramo™ para que sea tu postre después de la cena acompañado con un vaso de leche (el Chocoramo en una torta cubierta de chocolate tan deliciosa que es lo que me como escondido cuando estoy en Colombia), más dulces por parte de tu tía, primo, sobrino y toda la vecindad entera. En otras palabras, ¡te veías tan linda con tu barriguita que todos ellos inconscientemente quieren que te mantengas igual aun después de haber dado a luz, comiéndote toda esa cantidad de azúcar y grasa! Jajaja.

TESTIMONIO

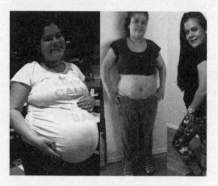

La maternidad es la mayor bendición de mi vida, tengo dos hermosas niñas pequeñas a las que he consagrado mi vida, pero me olvidé de pensar en mi bienestar. Después de mi segundo embarazo descuidé completamente mi alimentación, comía mucha comida dañina y ni pensar en el ejercicio, y esos malos hábitos empezaron a manifestarse en mi apariencia. No me gustaba tomarme fotos, y cuando tenía que hacerlo me tapaba con alguna de mis hijas para no verme. Me sentía muy deprimida por mi aspecto pues tenía que seguir usando ropa de embarazo, y las personas me preguntaban si estaba embarazada de nuevo. Ahí fue cuando realmente toqué fondo, sabía que llorar por sentirme gorda no iba a solucionar mi problema.

Comencé a sentir la necesidad de verme y sentirme mejor, y decidí cambiar. Boté todos los dulces y la comida que me hacía daño, y me inscribí por fin en un gimnasio, pero los resultados no fueron los esperados, sentía que algo me hacía falta. En mi desesperación por adelgazar, mi esposo me dijo que buscara en internet a José Fernández, al enterarme que tenía un libro corrí a buscarlo y me lo prestaron. Debo reconocer que no soy una apasionada de la lectura, pero este libro lo devoré en 3 días y fue suficiente para cambiar mi forma de pensar, ver el mundo de forma distinta y reconocer lo mal que me estaba alimentando. Seguí todas las instrucciones y poco a poco comenzaron los cambios en mi cuerpo, pero paulatinamente también comencé a amarme como nunca lo había hecho antes, me convertí en otra persona, en una mujer segura, fuerte y capaz de alcanzar las metas que me proponga. Todo fue un proceso, no adelgacé de la noche a la mañana, pero sé que lo hice de forma correcta con mucho empeño. Me volví más constante en el ejercicio, todos los días reservo al menos una hora de mi tiempo para dedicarla a mí. Gracias a Dios y a mi familia por el gran apoyo para mí, y de mi esposo, pero sé que lo que necesitaba era tomar la decisión de cambiar, y lo hice.

La vida que llevo ahora no la cambio por nada, me convertí en una persona saludable y con energía. A mis 24 años aprendí a comer y eso salvó mi vida y la de mis hijas, pues desde ya les estoy enseñando para que crezcan y vivan saludablemente, sabiendo que tienen una super mamá porque aunque fueron muchos los obstáculos, lo logré y cada día que pasa me esmero en mejorar, y si caigo me levanto con más fuerzas.

A las personas que están leyendo esto, y que están en la situación que estuve, les quiero decir que nada es imposible, lo único que se necesita es tener voluntad. Les aseguro que no es fácil, si esperan adelgazar sin esforzarse están en el camino incorrecto, no se trata de dietas, pastillas o cirugías, se trata de aprender a comer, de tener un estilo de vida saludable acompañado de ejercicio diario. Sé que suena muy complicado, pero si pudieran experimentar la sensación de ver cómo cada día su cuerpo se va transformando, y no solo en el exterior, esa es la mejor motivación para seguir adelante y no desfallecer. ¡Ánimo! Nunca es tarde para salvar sus vidas.

Gracias entrenador José por enseñarme el camino y formar esta nueva mujer que soy ahora.

Stephanie Chave
Instagram: @13STEPHIE

¡Muy bien!, recibidos todos los regalitos, te los comiste con todo el placer del mundo y ahora te haces la famosa pregunta que toda mujer que estuvo embarazada me hace: "¿Voy a poder pegar la piel de mi barriga como la tenía antes?". Pues te tengo buenas y malas noticias: comencemos por las malas: si te salieron estrías, bien sean grandes, chiquitas, rojas o coloradas, lamento decirte que no desaparecen a menos que te hagas una cirugía, y la buena noticia es que ¡sí!, se puede pegar la piel después de un embarazo, ojo, no estoy diciendo que vaya a ser fácil y rápido pero sí es posible de lograr.

Ahora, a poner en acción los *tips* que debes seguir para pegar tu abdomen:

- Cambia todos esos sazonadores llenos de sal (retención de líquidos, alta presión y la horrorosa celulitis) por un adobo que no contenga sal, sea rico y de paso contenga antioxidantes, como la moringa, o sea, mi NuSazón.

- Comienza a desayunar sin esperar más de 30 minutos después de haberte levantado. Mucho cuidado con los cereales con leche o los yogurcitos con frutas que son altos en azúcar y bajos en nutrientes. En vez de eso desayuna una porción de carbohidrato y una de proteína como, por ejemplo, unos huevos pericos con arepa sin sal o el calentao fit que encontrarás en el capítulo de recetas.

- El agua será tu aliado perfecto para poder pegar tu estómago, ya que al contrario de lo que la gente piensa, mientras más agua bebas, más te ayudará a sacar el líquido retenido de tu cuerpo producto del sodio y la sal presentes en tus comidas, eliminando además toxinas acumuladas y haciendo funcionar mejor todos tus órganos, y por si no lo sabías, facilita la producción de leche. (Que sean mínimo 2 litros de agua al día).

- En cuanto a los famosos y temibles carbohidratos, tienes obligatoriamente que comerlos dos veces al día en cualquiera de tus primeras tres comidas. Ellos te darán la energía que necesitarás después de amamantar a tu bebé. Los mejores carbohidratos son los complejos, que son altos en fibra, como la batata, la avena y los granos integrales. Aquí les voy a regalar un dato muy importante: las semillas de sésamo son uno de los alimentos que más producen leche materna, para todas aquellas a las que se les haga difícil producirla...

- Está de más decirlo, pero soy tan buena gente que te recuerdo que todo lo frito está prohibido; los alimentos deben ser cocinados al grill, al vapor, al horno o como tú quieras, menos fritos.

- Hacer un *cheat meal* o comida trampa una vez a la semana está permitido, así que si te provoca algún dulce, embutido o cualquier comida chatarra y/o procesada, este será el momento para comerlo, porque de lo contrario, no se puede.

- Escoge un día a la semana, el que tú quieras, para no comer carbohidratos y comer cada dos horas. Preferiblemente un día de descanso o que no te toque hacer ejercicio.

Hasta este punto, no me queda más que felicitar a los futuros papás, pero sobre todo a las futuras mamás porque son las que llevan el trabajo fuerte y las que pasan los nueve meses más difíciles en cuanto a cambios, pero el mejor y más bendecido momento. Espero que este capítulo te ayude muchísimo en esta nueva etapa de tu vida y sea cual sea tu circunstancia no dudes nunca que un bebé siempre será una bendición, así que sé siempre agradecida.

Ah, se me pasaba, porque siempre me preguntan lo mismo 234 veces ¡síiii se puede pegar la piel de la barriga después de haber tenido tremendo barrigón!

8

RETA LA VIDA DE TUS HIJOS

YO SÉ QUE todos los capítulos son importantes, pero este en particular tiene una importancia muy grande para mí. Cada vez que se habla de un niño "goldo", sí, así con "l" como se dice en mi país, Puerto Rico, las imágenes y los recuerdos que vienen a mi mente no son nada buenos. Es impresionante cómo se me aprieta el pecho y siento instantáneamente que no sirvo para nada. ¿Está mal pensar así?, ¡claro!, pero es que fueron demasiadas burlas, desprecios y momentos de desilusiones.

Hoy en día todo el mundo sabe lo que es el "bullying", pero si para mi tiempo eso hubiese existido o por lo menos la gente lo hubiese entendido como hasta ahora lo hacen, yo hubiese sido el niño más "buliniado" del mundo. Por eso, antes de explicarte cómo darle de comer a tus hijos y enseñarles a llevar una vida saludable, me gustaría decirte ciertas cositas para que tengas presente.

Para empezar, quiero que entiendas que nosotros los gorditos tenemos corazón, nos duele cada vez que nos dicen "este gordo no lo quiero en mi equipo", "estás muy gordo", "no te sirve la ropa porque lo único que haces es comer", cuando tu propia mamá, tía o cualquier familiar cercano te llama "gordo, ven acá", o peor aún, cuando el niño, buscando que le digan algo bonito preguntando si le queda bien la camisa que le compraron, tu respuesta sea: "estás gordito pero bueno sí, te queda bien"; hablo en tiempo presente porque definitivamente, estar escribiendo este capítulo me lleva instantáneamente a mi niñez y adolescencia.

Cuando salimos de casa, todos nos discriminan y nos juzgan en vez de ayudarnos; desde la vecina, el primo y hasta el profesor de educación física (que en mi caso, era el que más se burlaba porque me decía que no podía realizar ninguna actividad por gordo). En fin, es una lucha constante tan dura que llegas a un punto en que te cansas y dejas de luchar dándote por vencido. Es una depresión interna y presión externa que a lo único que te lleva es a refugiarte en la comida, a comer de más, a esconder chocolates en los zapatos viejos de tu mamá o meterlos en una bolsa plástica con un nudo y colocarlos en la parte de atrás del inodoro de tu baño para luego en las noches mentir diciendo que vas al baño y es solo para ir a comerte todos los chocolates escondidos.

Recuerdo a una señora que hace un tiempo me trajo a su hija de 9 años de edad que pesaba más de 150 libras, enseguida le pregunté si su hija tenía problemas de tiroides o algún otro padecimiento para tener ese tipo de obesidad y la hija e' madre me respondió:

—No, es que la niña no para de comer.

Un calambre me empezó a correr desde el dedo chiquito de los pies hasta llegar a mi cabeza como si el espíritu de Chaka Zulu (serie de un líder africano agresivo) estuviera entrando en mí, ¡y es que no podía creer lo que esta "madre" me estaba diciendo! Entonces, yo un tanto odioso pero siempre amable, empiezo a dialogar más con la señora y le pregunto:

—¿Dónde trabaja su nena?

Y con una cara como cuando a mí me preguntan algo acerca de computadoras y tecnología me contestó:

—¿Cómo? Ella no trabaja, solo tiene 9 años de edad.

Entonces yo le respondo con otra pregunta:

—O sea, ¿ella no tiene dinero propio para comprarse sus comidas?

La señora, ya un poco extrañada, con una cara medio rara me dice:

—No, para nada; yo compro la comida de mi casa.

En este momento dejé de ser nutricionista y me convertí en papá y le pregunté que si la comida que la niña "no para de comer" ella se la daba; la señora muy segura de sí misma me dice:

—Sí, pero es que si no se la doy, no para de llorar.

Ya para este entonces la vena en forma de Y que se me hace en la frente me quería explotar y le dije:

—A ver si nos estamos entendiendo, ¿eso quiere decir que usted prefiere ver a su hija así, padeciendo de obesidad y diabetes, con posibilidades de ser diagnosticada con alguna otra enfermedad peor, solo para que deje de llorar?

—¡Ay no, pero pobrecita! —me decía la tan buena madre.

Gente, con estos ejemplos y anécdotas quiero que vean que a veces sin darnos cuenta ofendemos a nuestros propios hijos creyendo complacerlos, cuando en realidad lo que les estamos causando es un daño peor. Tienen que tener claro que un niño gordo no es saludable ni bonito, digo esto porque sé que al ver a un bebé o niño gordo lo primero que le dicen a los padres es "Ay pero que bebé tan bello, con esos cachetes y bracitos gorditos que provoca comérselos". Pues no, eso no es ni cuchi, ni agradable, es mucho más serio de lo que parece y es por eso que tenemos que educarnos primero para luego educarlos a ellos.

El error número uno de un padre y/o madre es querer cuidar su salud, alimentarse bien, comer todo al grill, bajo en sal, tomar agua para estar fit, saludable, activo o simplemente verse y sentirse bien consigo mismo, y dejar la salud de su hijo a un lado como si fuese un pajarito que llega al jardín y se le pone lo primero que se encuentre en la cocina para darle alguito de comer.

Si te identificas, creo que es hora de que tomes conciencia y sigas leyendo este capítulo para que aprendas lo serio que es este caso porque aunque no lo creas, es más grave e importante de lo que imaginas.

Los niños son el futuro, la nueva generación, y por lo tanto, nosotros como adultos debemos enseñarlos y hacer de ellos unos niños fuertes, sanos, activos; posteriormente trabajadores, emprendedores, y sin duda alguna la alimentación juega un papel fundamental al igual que los valores que se les inculcan, sencillamente porque si desde pequeño come mal, de adolescente será una persona con riesgo a enfermedades, poco activa y hasta discriminada, si no, pregúntenmelo a mí. Solemos invertir en una buena educación para ellos, buscar el mejor colegio, la ropa con la que se vean mejor, pasamos todo el año reuniendo para darles la mejor de las vacaciones, y en lo que realmente deberíamos invertir es a lo que menos atención le damos: la salud; aquí te quiero dar un consejo: una vida sin buena salud es como darle la bienvenida a las enfermedades y adelantar el envejecimiento.

En mis seminarios siempre pregunto quién se considera un buen padre y, por supuesto, toda la audiencia se levanta. Al elegir a varios de ellos para hacerles la pregunta directa "¿por qué se considera un buen padre?", puedo decir que el 99% me responde "por los valores que les he enseñado", "porque le doy mucho cariño y atención", "por invertir en una buena educación para ellos" o "porque trabajo duro para darles lo mejor" y el 1% restante se lo gana el clásico gracioso que sabe que lo voy a regañar y con cara de yo no fui me dice "me considero un buen padre porque me preocupo por su alimentación y trato de darle comida que no lo haga engordar", en ese segundo mi cara de seriedad supera la de un candidato a la presidencia dando un discurso diciendo que va a mejorar al país, al segundo siguiente todo el público se muere de la risa por mi cara de seriedad y por la cara de mentiroso del tan buen padre que quiso sobresalir cuando ni él mismo se cree lo que dijo. La conclusión de esta experiencia es que son muy pocos los padres que se preocupan por la alimentación de sus hijos.

Entonces, como les venía diciendo, lo primero que tenemos que hacer antes de hablar con ellos es dar como padres el ejemplo, que ellos vean lo importante que es para ti y para el resto de la familia llevar una vida saludable.

Hay muchos truquitos que podemos hacer para mejorar esto, y uno de ellos es la combinación de una buena comunicación, acción y juegos. Por ejemplo, enseñarlos que comer saludable, llenando el plato de colores con variedad de verduras, frutas y otros alimentos los ayudará a crecer mejor, a estar más fuertes, a tener más energía a la hora de jugar su deporte favorito, hasta a entender mejor lo que les enseñan en el colegio, y todo esto se puede hacer invitándolos a la cocina para que ayuden a preparar la comida, a conocer los alimentos y de esta manera podrán ir sabiendo de qué se trata una alimentación saludable.

Por otro lado, se les puede decir que por los próximos días harán un experimento juntos (un juego como padres e hijos), en el cual durante 30 días se cambiará su menú de comida y la manera en que se cocinan los alimentos para ver qué cambios suceden en el cuerpo. Quiero acotar que cuando hablo de menú, lo digo porque yo le inventaba nombres a los platos de comida de mis hijos para que ya solo con el nombre sintieran que iban a comer rico —y mentira no fue—. Por ejemplo, a un plato lo llamé "popcorn chicken" o "palomitas de maíz de pollo", no era más que pollo al grill picado en cuadritos, y sólo con el nombre —que les parecía divertido— ya ellos solo pedían "palomitas de maíz de pollo". De esta forma, siendo este un juego entre ustedes y mientras lo mantengas entusiasmado, el nene estará ansioso, pendiente de la hora de su comida para ver qué le toca comer y así ganarte en su juego.

También, debes prestarle atención a lo que ve en la televisión, sus muñequitos o serie favorita; en vista de eso, prepararle sus comidas. Por ejemplo, hacerle panqueques proteicos —sí, de esos que tú comes hechos con claras de huevo y avena— en forma de un ratón para que crea que es Mickey Mouse, o unas albóndigas de pavo decoradas en su plato en forma de torre, haciéndole creer que eso es lo que come su superhéroe para estar fuerte y es por eso gana todas sus peleas.

Si aprendes a usar tu imaginación, estoy seguro de que habrá un día en que tu hijo te pida una pizza proteica en vez de una pizza *full* en grasa y sodio.

Sé que hay muchos padres a los que no les gusta cocinar, que quizás por falta de tiempo no lo hacen o simplemente no les gusta; en vista de eso, se les hace más fácil comprar comida congelada que prepararla, y aquí quiero que analicen un poco y se pongan a pensar en algo: imaginemos que tu nene se enferma, tiene una fiebre altísima de más 100 grados, yo te garantizo que te organizas como sea y te mueves más rápido que el correcaminos pi-pi (perdonen el pi-pi pero tenía que decirlo) para poder llegar al doctor y luego poner las alarmas del celular para darle las medicinas exactamente a las horas que dijo el médico para que el nene se cure lo más pronto posible.

Ahora bien, mi pregunta como papá sería ¿por qué tenemos que esperar a que a un niño le llegue a dar una pre-diabetes, comience a sufrir de presión alta o contribuyamos a que en un futuro sea una persona obesa con problemas de salud sencillamente porque no sacamos el tiempo para organizarle sus comidas o nos interesamos por aprender a cocinar?

Estoy seguro de que el 80% de los que están leyendo este capítulo han premiado a sus hijos, sobrinos, primitos o cualquier nene de la casa con la famosa "cajita feliz" de uno de los tantos restaurantes de comida rápida, porque se comió "obligado" una coliflor que le diste en el almuerzo o porque terminó su tarea o, por el contrario, van a un restaurante y a los niños les piden un pedazo de pizza o un plato de nuggets (y no precisamente horneados) con papas fritas y un vasito de refresco, mientras tú estás comiendo tremendo pescado con vegetales, papas al vapor y agua con limón (para supuestamente quemar grasa).

Sé que esta situación te parece familiar y, si no es así, ¡te felicito porque eres tremenda mamá/papá que se preocupa por la alimentación de su hijo!

Indico asimismo que hay premios mejores que una comida chatarra que lo único que trae son complicaciones para la salud, hay platos muchísimo mejores para darle a tus hijos en los restaurantes. Lee bien esto: siempre, siempre, siempre habrá mejores opciones dentro de las opciones (valga la redundancia), sólo tienes que saber escoger, yo estoy seguro que sí sabes hacerlo.

Y tengo la certeza porque sé que si estás en búsqueda de un abdomen plano y te ofrecen pollo o hamburguesa no creo que vayas a escoger la hamburguesa, ¡ni loco que fueras! Pues esas mismas decisiones inteligentes que te toca hacer para ti, hazlas también para tu hijo.

Los niños siempre van a escoger lo que sea más apetitoso a la vista o lo que coman los demás, lamentablemente en la mayoría de las cafeterías escolares o lo que comúnmente comen los nenes de la casa es comida NO saludable como pizza, perros calientes (hot-dogs), papas fritas, entre otros; así que educa a tu hijo de tal manera que sea un ejemplo para los demás niños y no uno más del montón. Ojo, yo no estoy diciendo que más nunca se podrá comer una pizza, un chocolate o un caramelo, lo que te quiero decir es que si tu hijo come sano, la comida chatarra no será su primera opción, sino su comida para "de vez en cuando".

En uno de mis segmentos del programa *Un Nuevo Día* de Telemundo, enseñé cómo preparar la versión saludable de estas comidas chatarras, como soy tan buena gente, aquí les dejo lo que allí enseñé:

- Pizza: Para la base: Licua 4 claras de huevo, 1 cucharada de linaza, 1 cucharada de semilla de chía y especias italianas. Coloca la mezcla en un sartén antiadherente tamaño mediano con aceite en spray, previamente calentado, cocina como si fuese un panqueque. Luego agrégale salsa de tomate natural, queso bajo en grasa, albahaca y cualquier otro ingrediente de tu preferencia, lleva al horno a 350 grados F de 5 a 7 minutos aproximadamente y listo, ¡buen provecho!
- Perro caliente: Se utiliza pan integral para perro caliente en vez de la salchicha, utilizas carne magra molida de res condimentad con NuSazón u otro sazonador sin sodio. Haces la carne en forma de salchicha y cocinas a la plancha o al grill. Una vez lista, agrégala al pan y añade salsa de tomate sin sal y un poco de mostaza. (Ya me dio hambre jajajaja).
- Hamburguesa con papas fritas: Se utiliza pan integral de hamburguesa, carne molida de pavo, pollo o de res condimentada con NuSazón u otro sazonador sin sodio; forma la hamburguesa y cocina al grill o a la plancha. Una vez lista, agrega al pan y añade salsa de tomate sin sal, un poco de mostaza y queso bajo en grasa (opcional). Para las papas fritas, se utiliza igual papa o batata/camote picadas en tiras y puestas en el horno a 400 grados F por 10 minutos o hasta que doren.

Con esto, ya tienen una mejor idea de cómo darles a sus hijos los alimentos que están supuestamente de moda, de una manera más saludable.

Continuando con el tema. Hace días estuve comiendo con un grupo de amigos que teníamos tiempo sin compartir y nos vimos en un restaurante latino; uno de ellos ya casado y con 3 niños que les calculo entre 4 y 8 años. Mi amigo junto con su esposa tenían su porción de vegetales en su plato junto con el resto de su comida mientras los niños, adivinen qué comían; sí, eso mismo: pollo frito con papitas fritas. No me aguanté y le pregunté por qué no le daban vegetales a los niños o por qué no les pidieron algo más sano, y la respuesta fue: "Es que ellos aún son muy chiquitos, eso no le va a gustar". En ese momento hasta el hambre que tenía se me fue.

Lo que quiero que entiendan es que simplemente para comer vegetales y/o comer saludable NO HAY EDAD. Si los vegetales son una de las mejores fuentes para el desarrollo y cuidado del organismo y tu hijo está en pleno crecimiento, ¿por qué alimentarlo con cosas dulces, fritas, saladas, llenas de harinas y de grasas? Es algo totalmente ilógico; es por eso que quiero que entiendan que desde pequeños se les pueden dar vegetales, frutas, comida horneada, al grill, en fin, "comida saludable" y no por eso están poniendo al nene a dieta, todo lo contrario, le están inculcando un hábito que les agradecerá por el resto de sus vidas.

El resultado de una mala alimentación desde niños los llevará a tener una adolescencia con un cuerpo flaco con poca masa muscular, ¿se acuerdan de don Ramón en la vecindad del Chavo del 8? Bueno, igualito pero sin el bigote o, por el contrario, gordo con un exceso de grasa corporal, como fue mi caso.

La falta de masa muscular se debe a la carencia de proteínas, es por eso que muchos adolescentes —ya casi con la mayoría de edad—, cuando están practicando algún deporte, fútbol por ejemplo, tienen un bajo rendimiento y comienzan a buscar como locos la posibilidad de inyectarse esteroides a escondidas para crear masa muscular, esto se debe a que llevan toda la vida sin comer la proteína necesaria para su correcto crecimiento.

Por otro lado, el exceso de grasa corporal se debe a que simplemente se comía mal. Por ejemplo, en mi casa yo comía lo que me daban, mi mamá cocina muy rico, por lo tanto, lo que me sirviera era bienvenido y, para que tengan una idea, mi menú era algo así: por la mañana sándwich con jamón y queso acompañado de un jugo de fruta en lata o el tan popular cereal con leche, luego toda la porquería que me daban en la escuela y por la noche me esperaba un pollo frito con papas fritas o mofongo (comida típica de Puerto Rico hecha con plátano frito).

Si sacan cuenta de cuántos gramos de proteína comía al día, no llego ni a 20 g y los vegetales eran una mala palabra en mi casa, es decir, ¡nunca se comían! Conclusión de mi suculento menú o alimentación de niño: terminar siendo un gordito bien grasoso y con poca masa muscular. Gracias a eso sufrí mucho tiempo de bullying y de todo lo demás que les he contado anteriormente, pero gracias a Dios a medida que fui madurando y entendiendo lo importante que es comer saludable, pude darle una oportunidad a mi vida y, posteriormente, ofrecerle una mejor calidad de vida a mis hijos.

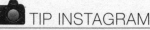 TIP INSTAGRAM

PEQUEÑOS CAMBIOS, GRANDES RESULTADOS

Comenzar una vida saludable muchas veces parece ser una tarea difícil que no todos creen poder llevar a cabo; muchas personas siguen dietas de todo tipo buscando resultados a corto plazo, otros pasan horas en un gym sin saber que el resultado lo obtendrán con una buena alimentación, y otros simplemente no hacen nada porque los invaden las excusas. Los malos hábitos son los responsables de muchas de las enfermedades presentes hoy en día, como la diabetes, obesidad, hipertensión, entre otras, además de ser el principal obstáculo para lograr eso que llaman "cuerpo y peso ideal".

Lo más importante al querer mejorar tu estilo de vida es la DECISIÓN de querer hacerlo, una vez tomada la decisión, hay que mantenerla y poner en marcha los pequeños cambios para obtener grandes resultados, recordando que una meta sin determinación es solo una ilusión. Ahora bien, uno de los pequeños cambios, y el más significativo en la vida saludable, es el poder de la sustitución en la alimentación, te invito a que limpies tu despensa, vayas a hacer las compras y cambies el pan blanco por pan integral, el azúcar blanca o refinada por stevia, los jugos de fruta por la fruta entera, las bebidas gaseosas (o refresco) por té natural, las bolsitas de snacks por bolsitas de frutos secos (maní, almendras, nueces, etc.), harina de trigo por harina de avena o almendras, las tortas y postres por gelatina light sin azúcar, por barritas de proteína o chocolate oscuro, la comida procesada por comida "al día" (carnes magras como pechugas de pollo, huevos, salmón, etc.) y los sazonadores tradicionales por hierbas naturales (espinaca, albahaca, cilantro, etc.) o sazonadores sin sodio o mi NuSazón que lo puedes adquirir en mi página web www.entrenadorjose.com.) Hazlo y cuéntame cómo te va con tu alimentación. ¡No es dejar de comer, es aprender a comer!

En cuanto a mis hijos, les tengo una historia con el Tito (mi hijo mayor): como a eso de los 10 años de edad fue por primera vez a jugar fútbol americano con todos sus amiguitos de la cuadra, recuerdo que el entrenador quedó asombrado de la condición física que tenía mi hijo. Una vez terminado el juego, se me acerca y me pregunta que cómo es posible que a esa edad Tito tuviera esa habilidad con una energía increíble durante el juego como si fuese un profesional, y de paso con un cuerpo marcadito y mi respuesta fue tan sencilla como "una buena alimentación".

Muchos padres —amigos de mis hijos— me criticaban porque a mi hijo le daba batido de proteína desde los 7 años de edad, mientras ellos le daban un vaso de leche con chocolate, es decir, ellos le daban en un vaso más de 30 g de azúcar con 3 g de proteína y yo le daba al mío un vaso con 12 g de proteína (⅓ de *scoop* aproximadamente) con máximo 4 g de azúcar, pero supuestamente "el loco era yo".

Claro está que no era cualquier batido porque muchos traen químicos y conservantes que aunque sea en una mínima cantidad, que a nosotros como adultos no nos afecta tanto, a los niños en pleno desarrollo sí, por eso tuve mucho cuidado en no darle cualquier batido comercial que ofrecían por ahí, me di a la tarea de buscarle uno 100% natural que le diera los nutrientes necesarios para crear y mantener su masa muscular en ese momento, además de que lo ayudara en su desarrollo, creo que los resultados fueron bastante satisfactorios, pues eso, en conjunto con una buena alimentación, es lo que permitió que Tito tuviera la condición física en un alto nivel, sobresaliendo entre sus amiguitos (que tomaban leche con chocolate). Fue tanto así que recibí una carta de una escuela secundaria, la cual tenía uno de los mejores equipos de Miami, pidiéndome que Tito formara parte de la escuela. Acepté la propuesta; para mi sorpresa, pusieron a mi hijo a jugar en el equipo de grado 11 y 12 cuando a él le tocaba jugar en el equipo de grado 9 y 10, todo sencillamente por su agilidad, buena condición y energía; aquí, personalmente y de todo corazón se los digo: eso se lo debo a la buena alimentación, a los batidos de proteína que yo le daba, porque de resto es mentira que yo me la pasaba jugando con él cualquier deporte.

Durante esa temporada, el entrenador de lucha olímpica de la escuela vio jugar varias veces a Tito y, al finalizar los torneos, decidió invitarlo a jugar lucha olímpica, es decir, él quería enseñarlo para que aprendiera a pelear con otros, qué bonito, jajaja. Para hacerles el cuento corto, Tito aceptó y de una vez formó parte del equipo, ya para este momento nada me sorprendía, pues mi hijo ya me tenía más que orgulloso, siendo uno de los mejores peleando, llegó a ganar el primer lugar en regional y seguidamente compitió en el torneo del estado de la Florida por tres años consecutivos.

TESTIMONIO

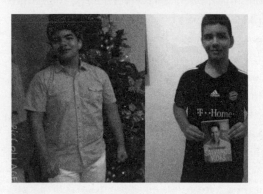

Tengo 16 años de edad y vivo en Cartagena, Colombia. Quiero expresarte mi agradecimiento mediante mi testimonio: Yo fui gordo toda mi vida hasta hace unos meses, fue muy difícil para mí esa época por las burlas de mis compañeros de clase, me apodaban osito gominola. Me bajaba el autoestima y no me sentía al mismo nivel de los demás, me infravaloraba como persona, mi mamá buscó muchísimos nutricionistas de calidad y me mandaban dietas "especializadas" porque mi peso era de 160 libras, que luego pasó a ser de 195 libras y mi mamá desesperada dejó de tener fe en mí y trataba de ayudarme con humillaciones y ofensas que me hicieron sentir peor, hasta tal punto de llorar todas las noches; una frase que ella me dijo que me marcó fue "A los gordos no los quiere nadie, solo su madre" y la repetía con frecuencia, me hacía sentir solo, pero trataba de hacerme un bien, y la amo por eso, pero no escogió la mejor forma. Un día me pesé y recuerdo que era de 196 libras, me asusté tanto que entré en shock, y sabía que mi vida corría peligro, ese mismo día me decidí por cambiar mi vida de inmediato, y no conocía absolutamente nada de nutrición, pero dejé de comer porquerías y en 1 mes di buenos resultados, mi determinación era notable y mi mamá me dio un regalo que hasta ahora considero el mejor regalo que he recibido, y es tu libro, Salvando vidas. Apenas lo leí, sentí muchas emociones y descubrí que no estaba solo ni era el único al que le pasaba mi problema, tu historia me inspiró, y aprendí que el mayor obstáculo era yo mismo, tus conocimientos me enriquecieron y me aportaron todo lo que necesité para aprender a alimentarme, me cuidé de las enfermedades engañosas, aprendí a leer las informaciones nutricionales, pero sobre todo tu historia me llegó al alma, que me dio más energía para perder grasa, los cambios fueron más positivos, tenía una gran moral, que cada vez más mi familia empezó a tratarme mejor y a admirarme, y mis compañeros de clase se asombraban con mi cambio de actitud y mis conocimientos sobre la alimentación. Fue muy difícil este proceso pero gracias a Dios y a tu libro, José, logré superarme a mí mismo y hoy todos mis compañeros, que los quiero, me admiran y se quedan sorprendidos de mi actitud y mi proceso sin ninguna clase de medicamento, y mi mamá está super orgullosa de mí. José, de verdad te doy las gracias porque en verdad todas mis relaciones mejoraron y con mi mamá aún más, y pienso estudiar una carrera relacionada a la nutrición. Porque mi visión es ayudar a la gente, porque la obesidad acarrea más que problemas físicos, también emocionales. Y es horrible, y si yo pude superarme, estoy seguro que todo el mundo puede, escuchando a profesionales como José. Pero todo es decisión. De nuevo, gracias José, ¡en verdad salvaste mi vida!

Carlos Antonio Martínez
Instagram: @carlosmartinezcaro

Los otros chicos no es que pelearan mal, pero no tenían el rendimiento físico que se requería, y esto también en parte debido a una mala alimentación durante su niñez.

Sin lugar a dudas, todos estos éxitos fueron en buena parte gracias a la alimentación que yo le daba, fue por esto que durante muchos años me dediqué a crear un batido de proteína que fuese puro, que pudiera tomarlo desde el nene hasta el anciano de la familia, brindándole a todos los mismos beneficios por igual, por este motivo es que hoy en día ese sueño se me hizo realidad, después de tantas pruebas, fallas y ensayos, llega NuShake al mercado, mi batido de proteína sin sabor, que si analizas la información nutricional, no contiene azúcares, ni carbohidratos, ni mucho menos grasas, solo contiene proteína y aminoácidos para el crecimiento y mantenimiento muscular, dándote la opción de tomarla fría o caliente, en tu té, jugo verde, sopa o como ingrediente en unos muffins proteicos ricos y saludables (hablando en serio mi gente, ¿soy o no soy un genio? Jajajaja).

Y por cierto, aprovechando la publicidad no pagada jajaja, si quieres más información acerca de NuShake puedes escribir a jose@entrenador jose.com o visitar mi página web: www.entrenadorjose.com.

Ya para ir cerrando el tema acerca de lo más importante de nuestras vidas, que son nuestros hijos, te voy a dar 7 tips para que veas cambios rápidos en su alimentación sin que ellos te pongan ni una queja:

1. Saca el tiempo necesario para prepararle sus comidas y de-járselas listas para no caer en la tentación de comprarle comida rápida porque no tuviste algo saludable a la mano.

2. Ponle nombre de superhéroes a sus platos, de dibujos anima-dos que les gusten o nombres graciosos como el de popcorn chicken o palomitas de maíz de pollo.

3. Trata de que se lleven su lonchera a la escuela y no dejes que la escuela los alimente. Siempre será mejor y más saludable la comida de casa que la comida de la calle.

4. No te limites al menú de niños en los restaurantes ya que por lo general son comida chatarra, fácilmente puedes ordenar un plato regular y lo divides en 2 porciones y el resto para llevar.

5. Mucho cuidado con los jugos, yogures y dulces con alto con-tenido de azúcar, inconscientemente estarías colaborando a que padezcan de pre-diabetes en un futuro, así que por favor lee las etiquetas y busca todos aquellos que no contengan más de 4 g de azúcar por porción.

6. Inscríbelos en alguna actividad física después del colegio aunque sea 3 veces a la semana, o elige mínimo 3 días a la se-mana para compartir con ellos y hacer algún tipo de juego al aire libre de manera que puedan trabajar su cardiovascular (lo que sería, en otras palabras, su corazoncito) sin darse cuenta.

7. Por último, por favor, tenles paciencia; sobre todo en el mo-mento en que empezarán a comer vegetales. Para esto te reco-miendo utilizar un aderezo hecho en casa a base de vinagre balsámico, limón, miel y cilantro picadito, o sea, un tipo de salsa agridulce; o ponerle nombre a los vegetales, como por ejemplo al brócoli llamarlo arbolito y a las hojas de espinaca llamarlas "hojitas superhéroes" que le darán fuerza como a Popeye.

Bueno, mi gente, espero que más que regañarlos y orientarlos, tomen conciencia de lo importante que es cuidar la alimentación de nuestros hijos; que las excusas, la falta de paciencia y la pereza por hacer las cosas no les sumarán salud a ellos, que es lo que realmente se debe buscar.

La vida tarde o temprano pasa factura, por lo que en tus manos está que vivan y recuerden una bonita niñez y adolescencia o, por el con-trario, que vivan la triste experiencia que me tocó vivir a mí. Una de las cosas buenas que puede resultar de tener estos hábitos con ellos, es que sin darte cuenta se van acercando cada día más, formando una amistad que te permitirá ser padre y amigo a la vez, ¿y a qué padre no le gustaría que su hijo también lo viera como un amigo? Puedes desear mucho para tu hijo, pero un deseo sin acción no se logra ni cambia nada, una decisión con determinación para y por ellos lo logra todo, así que sin más que decir, ¡manos a la obra!

9

¿SERÁ VERDAD O MENTIRA?

ESTAMOS EN LA era de la información, todos tenemos acceso a lo que queramos conocer con solo hacer un clic, esto es maravilloso porque en mi época si querías saber o investigar algo debías ir a la biblioteca más cercana y era todo un proceso: buscar el tema, te daban un papelito con un tipo de clave para encontrar el libro donde estaba la información que necesitabas y después de la odisea que era llegar hasta la anhelada fuente de conocimiento… el libro resultaba siendo un mamotreto: gigante, pesado y de letra chiquita. Y después de 2 horas y 45 minutos y medio de leer y leer y leer, ¡finalmente encontrabas la información que necesitabas! Y… a sacarle fotocopia para seguir leyendo en la casa, por supuesto.

Qué afortunados somos ahora, que en la comodidad de nuestros espacios y con la accesibilidad que nos da la tecnología podemos saber lo que queramos. No obstante, tanta facilidad puede llevarnos a un punto donde no queremos estar: la confusión o, peor aún, la desinformación. Por eso a continuación encontrarás las respuestas a las preguntas más frecuentes que me hacen. Me interesa desmitificar ciertos asuntos que siempre aparecen en temas de nutrición, para que puedas tomar decisiones basándote en información acertada y real.

La mayoría de ustedes habrá escuchado que el agua caliente con limón en ayunas quema grasa y estoy más seguro que muchos lo han intentado, y ¿cuál ha sido el resultado?... ¿El abdomen más plano?, ¿la barriga se va?, ¿desaparece la celulitis? Tú sabes que la respuesta es no. Y es en este momento donde desearía que se abriera un holograma sobre este libro y vieras mi cara cada vez que alguien viene y me pregunta ¡lo de la bendita agua caliente con limón! Te morirías de la risa porque mi cara se va desencajando, se me suben los colores, tomo aire, cuento hasta 10 y… bueno, aquí vamos:

El agua caliente con limón en ayunas ayuda a quemar grasa.

Falso, el agua caliente descongestiona los intestinos y es muy buena para los problemas digestivos, para las náuseas y para el estreñimiento, por otra parte, las frutas cítricas son antioxidantes y desintoxicantes; de esta manera esa combinación de agua y limón sólo ayuda a eliminar toxinas e impurezas del sistema digestivo. Pero lean bien mi gente: NO QUEMA GRASA.

¿Los batidos de proteína engordan?

Antes de responder esta pregunta… ¡estoy haciendo la cara de nuevo! Yo te pregunto: ¿si comes pollo, atún o huevo engordas? No.

Lo que sucede es que las personas van a comprar "proteína" y lo que terminan comprando es un suplemento de comida que tiene más de 40 g de carbohidratos. Para ponerlo en perspectiva, 40 g de carbohidratos son una taza entera de arroz, y lo peor es que hay algunos que llegan a tener hasta 80 o 100 g de carbohidratos, o sea 2 tazas y media de arroz, eso engorda hasta a Oliva la mujer de Popeye.

Los batidos de proteína no engordan y, como su nombre lo indica, es "proteína" de rápida absorción que funciona cuando no tienes a la mano una porción de pollo o cualquier otra proteína animal. Es importante aclarar que son un suplemento que aporta energía y nutrientes básicos a nuestro cuerpo, mejorando la salud y rendimiento. Pueden ser consumidos por cualquier persona, desde la adolescencia, y hay varios factores a tener en cuenta:

- Pueden consumirlos personas que practiquen o no practiquen ejercicio.
- El batido no puede decir "weight gainer" porque esos son para las personas que quieren ganar peso. Evítalo si este no es tu caso.
- Los batidos que yo recomiendo deben tener 15 g o más de proteína, 8 g o menos de carbohidratos 3 g o menos de azúcar.

Después de esta explicación y de que ya entiendes lo que es real-mente un batido de proteína, te recuerdo que existe NuShake, el batido de proteína creado bajo mi lupa que no solo cumple con los más altos estándares de calidad sino que va más allá; este batido fue pensado y desarrollado con el fin de suplir las necesidades alimenticias de cada uno de los miembros de la familia. Como sé que el tema de los batidos no es un hábito muy común, NuShake entra en la dieta diaria de forma casi inadvertida debido a que es un polvo sin sabor que puedes mezclar a tu bebida favorita sin alterar su gusto.

NuShake no contiene azúcares, ni carbohidratos, ni mucho menos grasas, sólo contiene proteína y aminoácidos para el crecimiento y man-tenimiento muscular.

Si quieres más información acerca de NuShake, puedes escribir a jose@entrenadorjose.com o visitar mi página web: www.entrenadorjose.com.

¿La proteína daña el riñón?

La proteína no daña el riñón, deja el miedo. Esta mala información que se ha regado como pólvora proviene de que a las personas que tienen algún tipo de problema, disfunción, enfermedad o insuficiencia renal o hepática les restringen el consumo de la proteína. Pero si no tienes pa-decimientos renales no hay ningún problema con el consumo de la pro-teína; soy así de reiterativo con este tema porque ustedes no te imaginas la cantidad de veces que me hacen la misma pregunta, para mí es muy importante que esto quede claro.

Te voy a poner un ejemplo: Si una persona sufre una tendinitis fuerte y le recomiendan que pare el gimnasio un tiempo y esté en reposo, eso quiere decir que ¿el gimnasio es malo? Para nada. A esa persona, en ese caso específico, le sugieren tener unos cuidados especiales para su pronta recuperación; de esta manera, a las personas que tienen problemas renales les recomiendan un control especial con el tema de la proteína debido a que si la consumen de manera normal sus riñones deberán trabajar más, pero si tú no tienes este tipo de padecimiento no hay in-conveniente en consumirla; cabe aclarar que debe ser en su justa medida y sin excesos.

Sin duda alguna, este es un tema muy controversial que ha dado lugar a múltiples discusiones. Es un estudio publicado *en Clinical Journal of the American Society of Nephrology*, llamado "Comparative Effects of Low-Carbohydrate High-Protein Versus Low-Fat Diets on the Kidney" realizado a dos grupos de personas con obesidad —un grupo con una dieta alta en proteína, el otro con una dieta baja en proteína— durante dos años, se pudo comprobar que nadie tuvo problema alguno relacionado con los riñones.

Erróneamente se piensa que mientras más proteína se consuma más masa muscular se va a ganar y no es así. Las personas necesitan 0,75 g de proteína por cada libra de peso que tengan.

Fundamentalmente, hay que aclarar que el problema aquí es que NO se toma agua, necesitamos un correcto consumo de agua que metabolice las proteínas para que el riñón funcione adecuadamente.

TIP INSTAGRAM

¿CUÁL ES MÁS CHATARRA, EL JUGO DE NARANJA O EL CHOCOLATE NEGRO?

El jugo tiene 8 cucharadas de azúcar, el chocolate tiene 4 g. No con esto quiero decir que pueden comerse una tabla de chocolate "negro" todos los días, es solo para demostrarte una vez más que "el juguito de naranja" no es tan saludable como parece; elige siempre la fruta entera antes de hacerla jugo. #salvandovidas

Para perder peso debo dejar de comer harinas o carbohidratos.

¡Para nada!, eso es lo primero que la gente cree que debe hacer. Los carbohidratos son la principal fuente de energía, si se dejan de consumir, el cerebro y el cuerpo no van a funcionar bien. En efecto, si se está en un proceso de pérdida de peso claro que la balanza irá para abajo, pero se va a perder masa muscular y no grasa.

Me surge una duda: ¿que pasará cuando se llegue el domingo, estés en casa de tu abuela y de almuerzo te den un suculento mofongo, un mangú o un sancocho? Tú sabes que te toca comértelo, porque las abuelas no aceptan un "no" y menos cuando de comida preparada por ellas se trata.

Al deleitarte con esa delicia casera, te aseguro que habrás comido carbohidratos —todos los platos de abuela los traen— y como tienes a tu cuerpo "en cuarentena" por haberlos eliminado, el organismo inmediatamente los toma y los almacena como grasa; así, aumentarás de peso con una facilidad que ni te imaginas, sufrirás de retención de líquidos y a partir de allí se te va a hacer mucho más difícil perder esas libras de más.

Es por eso que no se trata de inhibirse, se trara de equilibrarse. Espero hayas entendido que los carbohidratos no son tus enemigos si los sabes consumir.

Voy al gimnasio de 2 a 4 horas diarias y no estoy donde quiero, ¿qué pasa?

Para empezar ¡no pierdas el tiempo de esa forma!, quédate mejor en la comodidad de tu sofá viendo mi segmento de nutrición en *Un Nuevo Día* de Telemundo. No es necesario que pases tantas horas en el gimnasio, tú quemas grasa o pierdes peso por lo que entra por tu boca, por lo que haces en la cocina.

Has escuchado el refrán que dice "eres lo que comes", entonces no me explico por qué la mayoría de ustedes actúa como si fuera "eres las sentadillas que haces". Cuando quieres perder o ganar peso, la clave está en la comida y no en el ejercicio.

Me sucede mucho que vienen a buscar mi asesoría aficionados al gimnasio que se quieren rayar, marcar, "ripiar", en fin, que sus músculos se noten; lo primero que les digo es "por los próximos 30 días no vas a entrenar". ¡Dios, qué he dicho!, hasta me mientan la madre, me dicen que no pueden vivir sin levantar una pesa y, peor aún, que van a engordar y blah blah blah, pero deben hacer lo que les digo porque por alguna razón recurren a mí.

¡Oh sorpresa!, después de esos 30 días teniendo como prioridad su alimentación, el cambio tan radical por el que pasa su cuerpo. Lo digo, lo repito y pa' colmo lo vuelvo a decir: la clave, la receta mágica, el gran secreto está en la cocina.

Para mí, todo es un 90% la alimentación y un 10% el ejercicio.

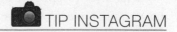 TIP INSTAGRAM

SI CREES QUE TU DIETA NO FUNCIONA, REVISA ESTAS POSIBLES CAUSAS

- Estás comiendo mucha comida procesada o estás utilizando sazonadores altos en sal o sodio.
- No estás durmiendo suficiente (tiene que ser de 6 a 8 horas).
- No estás bebiendo suficiente agua (debe ser mínimo de 1,5 a 2 litros al día).

(continúa)

¿SERÁ VERDAD O MENTIRA?

- Saltas tus comidas o comes a deshoras (trata de comer siempre a las mismas horas, o por lo menos a horas aproximadas a lo que estás acostumbrado).
- Comes 2 comidas grandes al día y no de 5 a 6 pequeñas como debe ser.
- Consumes muchos carbohidratos o grasas buenas al día (las porciones de tus carbohidratos deben ser de ½ taza a 1 taza, no se deben consumir de noche a menos de que te ejercites de noche —valga la redundancia— y tu comida post entrenamiento lo requiera si buscas aumentar masa muscular; las grasas buenas se deben consumir de 2 a 3 veces por semana en poca cantidad ya que son muy calóricas).
- Abusas de las bebidas alcohólicas.
- Consumes muchos lácteos (ellos estancan, así que mejor evítalos).
- Picas mucho de las comidas de otros (la de tu bebé, tu esposo, tu hermano) o haces más de 1 comida trampa a la semana.

La dieta no es que no funcione, muchas veces somos nosotros mismos que no la llevamos a cabo como se debe. No pierdas tu enfoque; recuerda que una cosa es querer intentar algo y otra muy distinta es hacerlo, así que no lo intentes, ¡hazlo! #SalvandoVidas

Hacer ejercicio con papel transparente o con chaquetas de plástico me hará perder peso rápidamente.

No, la grasa no se suda, se metaboliza. Entrenando así lo único que te hará eliminar es líquido, el cual recuperarás cuando vuelvas a tomar agua. Nunca perderás grasa.

Al no dejar respirar los poros se puede dañar el colágeno de la piel, hacer que se ponga blandita y hasta terminar perjudicando la elastina. Te puedes deshidratar y causar una pérdida excesiva de minerales que disminuirá tu resistencia. De esta forma, creo que vestirte como si estuvieras disfrazado de bolsa de basura no es nada benéfico para tu cuerpo y mucho menos para tu salud.

El café es un desayuno...

El café tiene un montón de beneficios. *Googléenlo* para que vean lo bueno que es, pero el café inhibe el apetito, es decir, quita el hambre, razón por la cual las personas luego de tomarlo en ayunas no desayunan y es ahí donde está el problema. Si te lo tomas antes de desayunar, el café no permitirá que los nutrientes de lo que ingieras se metabolicen, así que el tan anhelado sabor al paladar que da el café debe esperar hasta después de las comidas, nunca antes.

Entre los innumerables beneficios de la segunda bebida más popular en el mundo —la primera es el agua—, les cuento que el café mejora el estado de ánimo y la función cerebral. Además, es alto en antioxidantes, lo que ayuda a prevenir el cáncer, también incrementa hasta un 13% aproximadamente el rendimiento físico, favorece la pérdida de grasa debido a que la cafeína hace que estas células se descompongan utilizándolas como fuente de energía.

De la misma manera, tomar moderadamente café disminuye el dolor de cabeza, migrañas y ayuda a evitar el padecimiento de enfermedades como el Alzheimer, Parkinson, diabetes, entre otras. Pero ojo, que el café tenga beneficios no quiere decir que vamos a tomarnos 6 tazas al día; máximo 2 o 3 tazas es lo recomendado, recuerda que absolutamente todo es un balance, y mucho cuidado con lo que le agregas porque fácilmente puede pasar de ser una bebida beneficiosa a ser una desfavorable.

No puedo vivir sin la sal, por eso consumo la que casi no tiene sodio.

No recomiendo la sal en ninguna de sus formas: ni baja en sodio, ni sin sodio, ni del Himalaya, ni de las montañas de los Pirineos, ni la sal que sugiere el indio amazónico. NINGUNA.

Mi indicación es muy clara: en la dieta NO debe existir la sal.

Y no se extrañen, ya veo a un montón de ustedes agarrándose la cabeza, preguntándose: y ahora… ¿quien podrá defenderme? Aquí no hay Chapulín Colorado que valga.

Nuestro paladar está muy mal acostumbrado, comemos las delicias de mamá, mamá aprendió de abuela y esa es la forma como nosotros enseñamos a nuestros hijos. Por eso es INCONCEBIBLE un huevo, una sopa y peor aún una carne sin sal.

Muchos artículos e información que circulan por ahí te dirán que el sodio es bueno y debe consumirse para el correcto funcionamiento del organismo, y tienen toda la razón, para que tengas una idea de lo maravilloso que es este macromineral:

- Ayuda a regular el volumen sanguíneo y la presión arterial.
- Ayuda a la transmisión nerviosa.
- Actúa en la contracción muscular.
- Hace parte de los huesos.
- Es fundamental para la actividad de músculos y nervios, entre otras funciones.

A lo mejor, lo que no sabes es que muchos alimentos contienen sodio de forma natural y que al ingerirlos ya estamos cubriendo las necesidades básicas que requerimos; la mayoría de las personas, sobre todo en nuestra comunidad latina, tienen la terrible costumbre de tener una sal de mesa y agregarla a todo, estamos en un punto donde si le pudieran agregar sal al tetero de los bebés —para que les sepa mejor— lo harían, ese hábito que viene de generación en generación hay que terminarlo.

Es decir, alimentos como la remolacha, leche, apio, acelga, espinaca, zanahoria, espárragos, alcachofa entre otros, hacen un aporte importante de este macromineral a nuestro organismo.

Lo peor de esto es que como las grandes compañías de alimentos saben que la gente compra de forma "inconsciente" solo porque algo sabe rico o por "barato", le ponen a sus productos cantidades enormes de sodio. A ellos no les importa la salud de sus consumidores porque simplemente es un "business" y hay que vender.

Para ser más claro, les explico: una lonja o tajada de jamón de pavo, de pollo light o supuestamente "baja en sodio" tiene como mínimo una cucharada de sal. Pregunta: si yo te pongo una cucharada de sal en la palma de tu mano y te digo: ¡chúpatela!, ¿lo haces? Jajaja me da risa porque ya me imagino la expresión de fastidio que tienes en este momento, yo sé que solo imaginarlo ¡da asco!, entonces ¿por qué comemos carnes frías? ¿Por qué saben rico?

Lo mismo sucede con la mayoría de alimentos enlatados, congelados que solo necesitan cocción. Ten cuidado que este tipo de comidas procesadas son una cortina de humo, un disfraz que por dentro solo contiene químicos que sin ton ni son le estás metiendo al cuerpo como si nada, como resultado vendrán un montón de padecimientos y quebrantos de salud.

¿Cuáles pueden ser las consecuencias del consumo excesivo de la sal?

- Aumento de la presión arterial.
- Retención de agua y otros fluidos fundamentales para la salud.

- Ayuda a fomentar la obesidad.
- Aporta a la aparición de gota.
- Agrede el sistema nervioso y circulatorio.
- Afecta los riñones.
- Afecta la tiroides.
- Afecta el hígado.
- Desemboca en problemas como la hipertensión.
- Enfermedades cardiacas.
- Calambres musculares.
- Disminuye la cantidad de calcio.
- Dificulta la función del aparato respiratorio.

Creo que ya está suficientemente claro cuáles son las razones por las cuales no se debe consumir sal de mesa, mucho menos esos cubitos y sazones listos que no son más que una bomba de sal. Ni se les ocurra volver a llevarlos a casa con la excusa de "darle sabor a sus comidas" porque lo que están haciendo es sembrando enfermedades en ustedes y en sus familias.

De esta forma, mi querido lector, aquí comienza un nuevo yo, un yo sin sal. Debemos reeducar nuestro paladar, volver a lo natural. Te estarás preguntado, entonces ¿con qué condimento? Muy sencillo. ¿Tú sabes la cantidad de hierbas y especias que nos ofrece el mercado?

Por ejemplo: pimienta, mostaza, perejil, tomillo, hinojo y laurel, albahaca, cebollino, cilantro, estragón, menta, orégano, romero. No podemos dejar atrás la cebolla, el limón, el tomate y la infinidad de opciones que nos da la naturaleza.

Sin embargo, es aquí donde viene LA GRAN NOTICIA.

Me he puesto la bata de inventor para crear y sacar al mercado lo que de ahora en adelante será tu mejor aliado en la cocina, lo que le dará sabor, gusto y ese toque maravilloso a cada uno de tus platos. Te presento NuSazón.

Una línea de adobos sin sal, 100% naturales combinados de forma magistral para sazonar todos tus platos. Cabe destacar que con NuSazón no solo pondrás sabor especial sino que estarás cuidando tu salud gracias a la moringa, su principal componente, y por supuesto a las demás hierbas e ingredientes que nos aportan una gran cantidad de nutrientes.

Estos son los beneficios de los ingredientes que componen todas las referencias de NuSazón:

MORINGA:

- Favorece la cura de más de 300 enfermedades, entre ellas, principalmente el cáncer, hipertensión, diabetes, artritis, hepatitis, anemia, úlceras, enfermedades del riñón, hígado y corazón.
- Mejora la respuesta inmune a las bacterias, virus y células tumorales, y se considera crucial para el crecimiento óptimo del músculo y la reparación de tejidos.
- Ayuda a prevenir la acumulación de grasa en el hígado y a que el tracto digestivo e intestinal funcionen correctamente.
- Posee aproximadamente más de 90 nutrientes y 46 antioxidantes naturales esenciales para la salud del ser humano.

PEREJIL:

- Ayuda a neutralizar agentes causantes de cáncer y previene el crecimiento de tumores.
- Tónico y purificador de la sangre.
- Por su alto contenido de hierro, previene la anemia, debilidad, fatiga o cansancio físico.

FENOGRECO:

- Hierba medicinal con propiedades estimulantes, antiparasitarias, antiinflamatorias, afrodisíacas, expectorantes, laxantes y protege las células del hígado.
- Controla los niveles de azúcar y colesterol en la sangre (ideal para diabéticos).
- Su contenido en antioxidantes reduce la mucosidad interna, alivia la tos, neumonía, dolor de garganta, asma, bronquitis y sinusitis.

HINOJO:

- Evita el desarrollo de artritis, la gingivitis, el síndrome de colon irritable, la depresión y la ansiedad.
- Ideal para eliminar las toxinas del organismo por su poder antioxidante.
- Mantiene óptima la salud de los ojos evitando enfermedades oculares.

CILANTRO:

- Útil para tratar casos de estreñimiento, otros trastornos del sistema digestivo en general y problemas de los riñones.

- Tiene propiedades antisépticas, efectos anti-microbianos y curativos que ayudan a tratar heridas y úlceras.
- Estimula el sistema nervioso, por lo cual resulta recomendable para mejorar el rendimiento mental.

PIMENTÓN:
- Ayuda al correcto funcionamiento del sistema inmunológico y sistema nervioso central.
- Contiene vitamina B, B6 y ácido fólico que ayudan al buen funcionamiento del flujo sanguíneo, evitar enfermedades cardiovasculares y superar migrañas.
- Tiene propiedades anticancerígenas, combate las enfermedades cardíacas y cataratas.

CIDRÓN:
- Favorece el proceso digestivo combatiendo cólicos, calambres, vómitos, flatulencias, diarreas y demás malestares estomacales.
- Muy útil contra las afecciones del aparato respiratorio, especialmente para expulsar las mucosidades y para la tos.
- Analgésico natural que favorece el alivio de dolores reumáticos, de cabeza, jaquecas y migrañas.

AJÍ:
- Funciona como antiséptico, bactericida, contiene una gran cantidad de vitamina C y de betacaroteno.
- Su principal componente (capsaicina) protege el ADN de los carcinógenos y reduce la posibilidad de sufrir algún tipo de cáncer.
- Regula la circulación de la sangre, fortalece el corazón, las arterias y los nervios.

MOSTAZA:
- Ayuda a aliviar los problemas de bronquitis, asma, congestión nasal, dolores musculares y articulares.
- Restringe el crecimiento de células cancerígenas ya presentes y previene la formación de nuevos cánceres.
- Ayuda a bajar los niveles de colesterol y protege las arterias, además ayuda a regular el flujo sanguíneo y protege el cuerpo de la hipertensión.

AJO:

- Es antiinflamatorio, anticoagulante, vasodilatador, depurador y antibiótico, combatiendo numerosos hongos, bacterias y virus.
- Ayuda en la hipertensión protegiendo al mismo tiempo el corazón y las arterias.
- Incrementa las defensas e inhibe la aparición de cáncer.

CÚRCUMA:

- Contiene alrededor de 10 componentes anticancerígenos, lo que lo hace eficaz para prevenir dicha enfermedad.
- Fortalece el sistema inmunológico y el sistema nervioso.
- Tiene poder antioxidante, antiinflamatorio, antiviral y antibacteriano.

LIMONCILLO:

- Es antiséptico, digestivo, broncolítico, antibacterial, estimulante mental, analgésico y antiinflamatorio.
- Ideal para asmáticos debido a que funciona como expectorante y descongestionante del tracto respiratorio.
- Eficaz contra vómitos, mareos, acidez estomacal, dolor de cabeza y fiebre.

ROMERO:

- Por ser alto en antioxidantes, resulta útil en tratamientos rejuvenecedores, para tratar el Alzheimer, el SIDA o el cáncer.
- Inhibe la formación de bacterias peligrosas evitando intoxicaciones.
- Favorece la digestión, ayuda en las afecciones del hígado y enfermedades respiratorias.

TOMILLO:

- Elimina los gérmenes y reduce los síntomas de las infecciones que estos producen, entre ellos la fiebre o el malestar.
- Favorece la digestión, evita los espasmos gástricos e intestinales.
- Eficaz como expectorante, siendo muy útil en casos de bronquitis, asma y sinusitis.

ALBAHACA:

- Fortalece el sistema inmunológico.
- Protege la salud del corazón, así como también la de los riñones, evitando la formación de cálculos renales.

- Funciona como antiinflamatorio, antibacterial y antioxidante destruyendo bacterias perjudiciales para el organismo.

ORÉGANO:

- Útil para tratar trastornos respiratorios, del tracto gastrointestinal, del urinario y calambres menstruales.
- Protege a las células de los radicales libres por su gran poder antioxidante.
- Mejora el control de la glucemia en personas con diabetes, reduce el colesterol y previene el cáncer de colon.

ENELDO:

- Tiene propiedades digestivas, antiespasmódicas, antisépticas, diuréticas, antihemorroidales y sedantes.
- Facilita la digestión, ayuda a eliminar las flatulencias y gases del intestino.
- Atenúa espasmos uterinos, dolores de la menstruación y estimula la producción de leche materna.

No hay excusas, se puede llevar una vida saludable comiendo delicioso.

La leche *fat free* o sin grasa es mejor para perder peso.

Esta es una de mis partes favoritas en las conferencias, aquí quisiera de nuevo el holograma para que ustedes vieran la cara de la gente cuando les explico qué sucede con este tema.

Ocho de cada 10 personas toman leche *fat free* o sin grasa porque creen que esta leche es mejor que la leche entera, lo que no saben es que a la leche sin grasa deben ponerle más azúcar, ¿y qué hace este tipo de azúcar en el cuerpo? ¡Se convierte en grasa! De esta forma ni la *fat free* ni la entera porque lo que hacen en nuestro cuerpo es que sin darnos cuenta no nos deja perder peso. ¿Qué leche podemos tomar? Debe ser la que dice "sin azúcar añadida" o *unsweetened,* aun así chequeen la etiqueta y debe decir en azúcar máximo 2 g por porción.

Si se deja de hacer ejercicio, el músculo se convierte en grasa.

Falso: Esto es como si estuvieras construyendo una pared con cemento y ladrillos, y de un momento a otro dejas de hacer la pared, eso quiere decir que lo que llevas construido ¿va a desaparecer? ¡Para nada! En el momento en que dejes de hacer ejercicio puedes perder algo de tono muscular pero el problema aquí es que cuando las personas llevan un ritmo de alimentación y ejercicio de la mano y por alguna razón paran de hacer ejercicio, también se olvidan de la buena alimentación, es ahí donde todo se viene abajo; porque entre la piel y el músculo se va a formar una grasa que hace parecer que todo el trabajo que se hizo se perdió. Es cuestión de entender que la dieta, así se haga ejercicio o no, es la clave de cómo luce nuestro cuerpo.

Los alimentos sin gluten ayudan a adelgazar.

¿Por qué comes sin gluten? ¿Sabes qué es el gluten? El gluten es una glicoproteína presente en cereales como trigo, centeno, cebada, avena, etc.; entre sus funciones, actúa como un cemento y logra la consistencia elástica de las masas.

Lamentablemente, hoy en día comer sin gluten es una moda. La gente cree que todo "sin gluten" es lo más "in" pero no es así, las compañías han sacado al mercado alimentos *gluten-free* por razones médicas, cabe destacar que desde 2005 es obligatorio que los empaques de comida digan si tienen o no ingredientes que provocan alergias, entre ellos el famoso gluten.

Les explico: Este tipo de alimentos es para las personas que tienen celiaquía u otras formas de intolerancia al gluten, por lo tanto el gluten debe ser restringido de sus dietas.

¡Ah, entonces para donde va Vicente va la gente! Y no sé quién o por qué razón asumió que comer "sin gluten" es super saludable y ahora hasta el perro y el gato comen así. Si usted, mi querido y respetado lector NO SUFRE DE CELIAQUÍA, no debe comer alimentos que digan *gluten-free*. Así de simple.

Te aclaro que este tipo de comidas tienen más calorías, más sodio y más carbohidratos, de modo que "por moda" y creyendo estar saludable estás haciendo todo lo contrario.

Los alimentos integrales no engordan.

Todo lo integral es más saludable, pero engorda igual que lo que no lo es.

Desafortunadamente, los alimentos integrales y refinados aportan prácticamente las mismas calorías, la diferencia principal radica en que los integrales aportan fibra, lo que permite el buen funcionamiento del tracto intestinal, produce saciedad, entre otros beneficios.

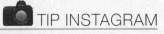 TIP INSTAGRAM

EL POPCORN, ¿ES BUENO O MALO?

Hablemos de las popcorn/cotufas/palomitas de maíz/gallitos: Son una merienda saludable tanto para los niños como para los adultos, bajas en calorías, en carbohidratos, altas en fibra y prácticamente cero grasa y sodio. Con esta información nutricional me estoy refiriendo a las que se hacen con la máquina de harina caliente, las que son 100% naturales, sin añadirle nada; porque el problema radica en su preparación y en lo que se le agregue, por cada cucharada de mantequilla son 120 calorías, por aceite unas 150 calorías más aproximadamente y la cantidad de sodio por agregarle sal ni se diga. Con esto ya pasaría de ser a una merienda saludable a una comida chatarra. Entonces, opta por prepararlas y comerlas naturalmente. Si no tienes la máquina de vapor, prueba agregar los granos en una bolsa de papel kraft marrón (donde entregan los panes en las panaderías), la cierras muy bien y la metes al horno o al microondas por unos 3 minutos aproximadamente. Si vas a comerlas, te recomiendo ingerir a su vez una porción de proteína para que sea una comida completa y que sean máximo 2 o 3 tazas de popcorn, recuerda que ¡de lo bueno poco!

Eliminar la cena para perder peso.

Te pregunto: ¿qué pasa cuando tu carro se queda sin gasolina? Puedes ir para la cita de tu vida, estar en el desierto, rezar 100 padrenuestros, pedir al Espíritu Santo que baje y te auxilie, y el carro… no va a andar.

Nuestro cuerpo es tan benévolo que cuando dejamos de comer sigue funcionando, pero en condiciones paupérrimas, y lo único que estamos haciendo es lastimándolo.

Eliminar la cena hace que pases sin alimento más de 12 o 14 horas, no puedes inhibir el cuerpo de los nutrientes que necesita y si lo haces vas a tener muy desagradables consecuencias: vas a parar el sistema metabólico, te vas a quedar sin energía, acumularás grasa y perderás peso en músculo, no en grasa; lo cual es fatal, entre otros muchos efectos que causa cometer el grave error de no comer en la noche.

Entrenar de mañana es más efectivo que de noche.

No importa a la hora que entrenes, lo importante es no irte a entrenar con el estómago vacío, tú vas a escoger la hora del entrenamiento basado en la alimentación; lo importante es entender que para lograr los resultados que quieres es un 90% la alimentación y un 10% el ejercicio.

Hay que evitar la grasa para no engordar.

¡La grasa no es tan mala! Obviamente no les hablo de la grasa donde fritan un plátano, un chicharrón, unas papas a la francesa.

Si de darle un orden de importancia a lo que las personas más evitan cuando quieren perder peso, de número uno está la grasa, es importante que sepas que nuestro cuerpo necesita cierto grado de grasa para su correcto funcionamiento.

Para que entiendas mejor a lo que me refiero, voy a ser más gráfico: Si nuestro cuerpo no encuentra de dónde sacar la energía necesaria (que proviene de los carbohidratos, los azúcares y las grasas buenas), comienza a usar las reservas, esto, además de otros daños, causa grandes problemas en el metabolismo.

Pero aquí no termina, como la ingesta de azúcares y grasa está muy o totalmente reducida, cuando de nuevo se ingiere algo que los contenga, el cuerpo inmediatamente los asimila y los acumula de forma más habitual.

Es necesario crear conciencia y dar a la grasa la importancia que tiene; cabe aclarar que debemos tener cuidado con la cantidad y el tipo de grasa que se debe consumir, recuerda que las grasas saludables son las monoinsaturadas y poliinsaturadas. Evita los alimentos que contengan grasas saturadas debido a que estas se acumulan en el cuerpo.

Recuerda que todo es cuestión de balance, los extremos solo nos traerán eso mismo: consecuencias extremas las cuales después son muy difíciles de remediar.

¿Hay alimentos que dicen *light,* sin azúcar o bajos en sal que pueden sabotear mi dieta?

De eso sí que está lleno el mercado, y las personas, por falta de conocimiento, caen una y otra vez creyendo llevar un estilo de vida "*light*" y lo que están creando es grasa.

¿Quieres saber qué alimentos parecen saludables pero no lo son?

Aquí están algunos:

- Galletas "bajas en sal", de avena, de soda o cualquier otra en general: Son muchos los que empiezan una dieta y acompañan su ensalada con una "galletica de soda" (sí, lo dicen así en diminutivo para que suene bonito como si nada pasara) o hay quienes a la hora de su merienda agarran un paquetico de galleta de avena y lo acompañan con su café o té. Esas galletas están hechas de pura harina, sean delgaditas, gruesas, blanditas o duras, su contenido sigue siendo el mismo y eso es lo que te perjudica. La harina refinada eleva mucho la insulina y no te permite quemar grasa, más bien te hace acumularla aún más.
- Las famosas barras de cereal o cereal de caja: Prácticamente todos son altos en azúcar, bajos en fibra o sin ella.
- Jugos de frutas: Las frutas son saludables pero les pongo un ejemplo: la naranja, ya que el jugo de esta fruta es el más común. Una naranja es rica en nutrientes, fibra, contiene 48 calorías y 9 g de azúcar aproximadamente; al hacer el jugo, tú no usas sólo una, usas mínimo cuatro, lo que te da como resultado en un vaso: 36 g de azúcar y 192 calorías —fatal— además, poca fibra y nutrientes porque estos se pierden en el proceso. Conclusión: come la fruta entera y no en jugo.
- Comer frutos secos a toda hora: Es verdad, las almendras, nueces, cacahuates y todos ellos son un alimento saludable, grasa buena y proteína vegetal pero no por eso te la pasarás el día picando, recuerda que las grasas buenas son altas en calorías y es muy importante medir sus porciones y no abusar.
- Ensalada César: Esta ensalada sí que es famosa; "no tengo mucha hambre, voy a cenar una ensalada César". Te cuento que esta ensalada puede equivaler fácilmente a una pizza entera; es alta en calorías, aceites, colesterol y grasa solo con su aderezo, ahora súmale la tocineta, los *croutons* que es pan frito, y el queso.

Tampoco quiero que llegues al borde de la locura —porque ¿ahora qué como?—, yo no te estoy prohibiendo nada, ni mucho menos que te la pases sumando y restando calorías, ¡ni yo lo hago!, lo que quiero es enseñarte a comer saludable, aprender poco a poco cómo sustituir, porque si hay alimentos similares pero saludables y que nos benefician ¿por qué no hacer un cambio?

Aquí está la solución:

- Galletas "bajas en sal" de avena, de soda o cualquier otra en general: Como ya saben que son altas en harina refinada y azúcar, podemos sustituirlas por casabe, pan pita integral o cualquier otro pan integral que al tostarlo te dé esa sensación crunchy.
- Barras de cereal o cereal en caja: Las barras las podemos sustituir por alguna barra de proteína, al igual que el cereal, que tenga máximo 5 g de azúcar y mínimo 3 a 4 g de fibra.
- Jugos de frutas: Es preferible comer la fruta entera, aunque no lo creas, llena más y te aseguras de consumir todos los nutrientes.
- Comer frutos secos a toda hora: Por ser grasas buenas, sabemos que son calóricos, pero tampoco quiero que te la pases pesando y contando, es darte a entender que ¡de lo bueno, poco! En las meriendas puedes comerte un puñado de almendras, nueces o cualquier otro sin ningún problema; pero comerlo a cada ratico por ansiedad perjudicará tu progreso sin tú darte cuenta y después te preguntarás por qué no ves resultados.
- Ensalada César: No son las calorías, es todo lo que te aporta: grasa mala, sodio, aceite, colesterol. Existen miles de ensaladas en el mundo, hasta tú te puedes crear una con tus vegetales favoritos y de aderezo utilizar uno que sea bajo en grasa y sodio o crear uno con vinagre balsámico, limón, perejil y si te gustan dulces, agregarle stevia.

Este ha sido como mi diario, porque me he desahogado de todo lo que me preguntan día a día, con la cereza que le hacía falta al helado. Yo sé y entiendo que la situación económica no está fácil, pero cuando vienen y me dicen "José, es que yo no puedo hacer dieta porque comer saludable es muy costoso" te juro que hago como el payaso: sonrío disimuladamente pero por dentro se me está poniendo la sangre verde —tipo Hulk— porque no puedo creer que sea cierto lo que estoy escuchando;

así que antes de que me convierta, mejor te explico: Comer saludable es tomar provecho de lo que ofrece la naturaleza: verduras, granos, pollo, huevos, carne, arroz, papa, pasta, en fin. Es "invertir" en alimentación para ganar más salud, ¿eso es costoso? Te recuerdo que "si no cuidas tu salud hoy, tendrás que cuidar tu enfermedad mañana".

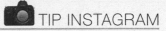 TIP INSTAGRAM

¿CUÁNTAS CALORÍAS INGIERO EN MIS BEBIDAS?

Mi gente, con las bebidas que se toman en un día, comenzando por un jugo de naranja, después un café, al ratito una gaseosa light, posteriormente un jugo natural, un té y para finalizar una cerveza pueden ingerir aproximadamente unas 1.370 calorías de más en un día sin darse cuenta "y comiendo sano".

Acompañan el desayuno con un jugo de naranja, a media mañana se comen su snack "saludable" pero con un cafecito capuchino, mocachino o cualquier otro que se le parezca, en el almuerzo se antojaron de una soda, a media tarde se toman un jugo o bebidas de frutas, en la cena un té friíto con mucho hielo (y no precisamente té de hierbas naturales) y por la noche al salir con los amigos o si están muy estresados se toman una cervecita, vino o cualquier otra bebida alcohólica y muchos se preguntan por qué no adelgazan. Para los que buscan aumentar, se preguntan por qué les cuesta tanto "si están haciendo todo bien". Esto muchos lo suelen hacer cuando llega el fin de semana y durante el mismo; el fin de semana es cuando más deben cuidarse porque dejan de ejercitarse o salen a muchas invitaciones. De vez en cuando una que otra bebida indebida no está mal (todo es un balance), pero si lo hacen todos los fines de semana, les aseguro que el resultado que quieren va a tardar mucho más. Agua, té natural, aguas saborizadas con cáscaras de frutas, hojas de menta, limón, pepino, etc. son las mejores opciones... ¡Hidrátate bien, vive mejor! #SalvandoVidas

Ahora yo me pregunto: ¿Cuánto gastarás en bebidas alcohólicas los fines de semana? ¿En cajas de cigarrillo (los que fuman)? ¿En comida chatarra? ¿Dulces, helados y demás comida rápida? ¿En el *mall* comprando cualquier cosa que se les atraviese que en el momento no necesitan?

Muchas veces he dicho que la salud es lo único que nos pertenece, no la podemos comprar; debemos nutrirla porque es lo más valioso que tenemos y hay que cuidarla. Comer más sano no es comer más caro, es saber elegir mejor; un helado y un paquete de espinacas pueden llegar a costar lo mismo, a lo mejor el helado te sabe más rico pero las espinacas es lo que tu cuerpo necesita. Tú decides: por más precaria que sea la situación hay que comer —sí o sí—, así que te invito a que tu dinero sea invertido en alimento y no, en unos años, enfermo por la mala alimentación durante toda la vida, en médicos, hospitales y medicinas.

10

DIETA DE LA SOPA

LA VERDAD, EN mi país, Puerto Rico, no somos muy "soperos" que digamos, pero en mis viajes y conociendo las costumbres de los otros países latinoamericanos pude percibir la importancia de este plato en sus comidas. Como siempre estamos en proceso de aprendizaje ¡pues a tomar sopa se ha dicho! Porque no te imaginas todo lo que nos puede aportar.

De este modo, no es que vayas al mercado a comprar cuanta sopa enlatada o en bolsa te encuentres. Esas sopas ¡no! Además de tener un montón de compuestos químicos, ni te imaginas la absurda cantidad de sal que les ponen.

Las sopas deben ser hechas en casa, sin sal, con adobos naturales o con NuSazón.

Entre muchos de los beneficios que tiene la sopa es que al ser consumida como primer plato, reduce el apetito, ayudando a controlar la ingesta de alimentos. Por su forma de cocción se aprovechan los nutrientes que quedan en el agua cuando se hierven los vegetales, también he de resaltar su facilidad de preparación y la variedad y versatilidad que nos da este plato.

De manera que, después de entender todo lo bueno que hay en las sopas, diseñé una dieta. Este es un plan que puedes realizar entre 7 y máximo 14 días, debes tomar de 3 a 4 litros de agua diarios y te aseguro que verás muy buenos resultados con la que creativamente he denominado:

DIETA DE LA SOPA

Para empezar debemos saber qué es una "sopa". Es un plato elaborado con base líquida, comúnmente agua, a la cual se le van agregando ingredientes mientras se cocina, debe cocinarse por un buen rato hasta que sus ingredientes tengan textura blanda. Se deja enfriar un poco y se sirve. También se usa licuada para crear un sabor y textura diferente. (Eso lo dejo a tu gusto).

DESAYUNO

1½ taza de frutas (piña, fresas, arándanos, kiwi)

MERIENDA DE LA MAÑANA

Un batido de proteína NuShake

ALMUERZO

1 papa (pequeña)
½ yuca
¼ taza de cilantro
¼ taza de zanahoria
5 oz de pechuga de pollo

Pon todo en un recipiente con agua y cocina hasta hacer una sopa

MERIENDA DE LA TARDE (come hasta las 3:30 de la tarde)

½ taza de lentejas
¼ taza de cilantro
¼ taza de cebolla

Pon todo en un recipiente con agua y haz una sopa

CENA

5 oz de pescado (tilapia, salmón) o pechuga de pollo

¼ taza de cebolla
¼ taza de zanahoria
¼ taza de apio
¼ taza de cilantro

Pon todo en un recipiente con agua y haz una sopa.

Esta dieta es para las personas que gustan de este platillo tan famoso en nuestros países. Aquí encontrarás las proteínas y los carbohidratos que necesita tu cuerpo para estar saludable sin la cantidad de sodio que puedes encontrar en una "sopa regular", permitiendo de forma notable y rápida que pierdas peso en grasa y conserves tu masa muscular. Así que no hay excusas, y si te gusta la sopa ¡eres de los míos! Porque ¿qué mejor manera de perder peso que comiendo lo que nos gusta?

11

ALIMENTOS SUPERDOTADOS

LA NATURALEZA ES sabia y tiene sus secretos, para nosotros es un privilegio poder tomar de ella lo mejor y de esta forma beneficiar nuestra salud, cuerpo y espíritu.

Hay alimentos que poco a poco hemos ido descubriendo y que no solo se caracterizan por sus aportes sino que digamos son "superdotados". Estos proporcionan una cantidad extrema de nutrientes debido a que son ricos en fibra, minerales, proteínas, vitaminas, antioxidantes, su aporte de calorías es mínimo; pero además tienen el poder de ayudar en la prevención de enfermedades como el cáncer, la diabetes y otras afecciones.

La moringa

"Árbol de la Vida - Árbol Milagroso". Hierba originaria de la India y considerada como "la esperanza alimentaria de la humanidad para la salud" por poseer cualidades nutritivas sobresalientes en comparación con otros alimentos.

Posee más de 90 nutrientes y 46 antioxidantes naturales esenciales para la salud del ser humano.

Favorece la cura de más de 300 enfermedades, entre ellas el cáncer, hipertensión, diabetes, artritis, hepatitis, anemia, úlceras, enfermedades d riñón, hígado y corazón.

Fortalece el sistema inmunológico y mejora la respuesta inmune a las bacterias, virus y células tumorales, y se considera crucial para el crecimiento óptimo del músculo y la reparación de tejidos.

Es un energizante natural, controla el apetito y promueve la libido.

Es la fuente más rica de calcio encontrado en material vegetal, por lo que ayuda a prevenir la osteoporosis y refuerza los huesos y dientes.

Promueve el funcionamiento saludable de la tiroides, suprarrenales y la glándula pituitaria.

Equilibra los niveles de colesterol y triglicéridos en la sangre.

Son infinitos los beneficios de esta fabulosa hierba. La puedes conseguir en tiendas orgánicas o naturistas, en polvo o cápsulas y muy pronto en mis condimentos NuSazón. Empieza a consumirla y aprovecha sus cualidades.

La clorofila

Estoy seguro que muchos han escuchado mencionar esta palabra en temas acerca de salud, bienestar y vida, pero nos saben realmente qué es o cuáles son sus beneficios.

Pues bien, la clorofila es la sustancia que producen las plantas a través de la fotosíntesis, muy rica en nutrientes que absorbe de la energía del sol y de la tierra.

La llaman la "sangre verde" porque su molécula guarda similitud con la molécula de la sangre humana, ya que en su centro la molécula de la clorofila contiene magnesio (por eso su tonalidad es verde) y la molécula de la sangre humana en su centro contiene hierro (por eso su tonalidad es roja), por lo tanto, se puede decir que la pigmentación de los alimentos "verdes" se debe a la clorofila (mientras más verde sea el alimento, más nutrientes y grado de clorofila posee).

Entre sus beneficios encontramos que:
- Desintoxica y oxigena la sangre.
- Alto poder antioxidante.
- Equilibra el PH del organismo.
- Desintoxica el hígado y el colon.
- Nivela los valores de glicemia, colesterol, triglicéridos, hipertensión arterial y evita la anemia.
- Inhibe el desarrollo de células cancerígenas.

- Mejora la digestión, evita el estreñimiento y ayuda a solventar problemas de acidez, gastritis y úlceras.
- Fortalece el sistema inmunológico.

Algunos vegetales ricos en clorofila son la alfalfa, espinaca, brócoli, espárragos, acelgas, etc.; y en cuanto a frutas, el tomate y la manzana son ricas también en esta sustancia.

La espirulina

Es un alga considerada un super alimento por ser una fuente segura de proteínas, nutrientes, vitaminas, minerales y aminoácidos esenciales. Su contenido de proteína es de alto valor biológico, siendo más digerible que cualquier proteína animal. También es una de las pocas fuentes vegetales que posee vitamina B12 (esencial para la salud de los nervios y tejidos). Además, es rica en hierro, vitamina E, calcio, fósforo, ácidos grasos omega 3, ácidos nucléicos (ARN-ADN), clorofila, enzimas y magnesio. Por su cantidad de nutrientes indispensables para el organismo, se puede decir que la espirulina ayuda a prevenir el cáncer, evita infecciones, úlceras intestinales, hemorroides, asma, controla la presión arterial, el colesterol, es eficaz en casos de anemia y agotamiento (refuerza el sistema inmunológico), ayuda a desintoxicar el organismo, nutre y protege al hígado y riñones. La encuentras en tiendas orgánicas o naturistas, en polvo o pastillas; en polvo puedes agregar una cucharada a tus batidos, agua o té naturales.

Los *blueberries* o arándanos

Es un alimento hipocalórico, con lo cual, se invierten más calorías en metabolizarlo de lo que la ingesta nos proporciona.

Es un excelente alimento para prevenir las infecciones urinarias.

Es un perfecto antioxidante, previene enfermedades asociadas al envejecimiento, cáncer, enfermedades cardíacas, Alzheimer y da lugar a efectos fisiológicos muy beneficiosos como ser antinflamatorios o antibacterianos.

Está altamente relacionado con el aumento de DHL o colesterol bueno, disminuyendo las probabilidades de padecer afecciones cardiovasculares.

Actúa como antidiarréico.

La quínoa

Conocida como el cereal madre, y debes tener en cuenta que es un carbohidrato complejo.

La quínoa posee un mayor índice de proteínas, calcio, fósforo, hierro y magnesio que los demás cereales. Contiene también todos los aminoácidos esenciales, es rica en fibra y vitaminas del grupo B y no contiene gluten.

Es muy fácil de usar.

Es un alimento ideal para veganos.

Tiene el doble de fibra que la mayoría de los otros granos, aliviando problemas digestivos como el estreñimiento.

Reduce el riesgo de padecer enfermedades del corazón y diabetes.

Reduce los niveles de colesterol y glucosa y te ayuda a bajar de peso, manteniéndote satisfecho por más tiempo y dándote energía por menos calorías.

Alivia migrañas y disminuye la presión sanguínea: porque es rica en magnesio, ayuda a relajar los vasos sanguíneos y alivia el dolor de cabeza causado por la migraña.

Desintoxica el organismo y ayuda a la formación de dientes y huesos sanos.

Te da mucha energía: porque contiene riboflavina (vitamina B2), mejora el metabolismo de energía dentro de las células del cerebro y los músculos.

Las semillas de chía

Mi gente, aquí tienen para mí una de las mejores semillas para tener una buena ¡SALUD! Yo uso una cucharada encima de la ensalada o adentro de mi batido de proteína. Aquí les muestro algunas de sus propiedades:

- 700% más omega 3 que el salmón del Atlántico.
- 100% más fibra que cualquier cereal en hojas.
- 800% más fósforo que la leche completa.
- 500% más calcio asimilable que la leche.
- 1.400% más magnesio que el brócoli.
- 100% más potasio que los plátanos.
- 200% más hierro que la espinaca.

- 300% más selenio que el lino.
- Tiene un efecto saciante.
- Posee más antioxidantes que los arándanos.
- Aporta todos los aminoácidos esenciales.
- Es el vegetal con más alto contenido en omega 3.

USA TU PODER

AL DESPERTAR, CUANDO comienza tu día, sientes el regalo más maravilloso: la vida.

Somos conscientes de lo que nuestros sentidos perciben, y es mágico. Cada uno de nosotros tiene una historia compuesta de un pasado, presente y estamos en la búsqueda de un futuro mejor.

Hay factores que nos definen como humanos y nos hacen diferentes al resto de los seres vivos; somos pensantes, hablamos, reímos, lloramos pero sobre todo tenemos PODER.

Somos poderosos, con increíbles capacidades, dones y sentimientos con los cuales podemos cambiar nuestro entorno y el mundo si así lo queremos.

Además de todo lo que puedes lograr en tu día a día, hoy te invito a que uses tu PODER DE DECISIÓN y que este libro sea una de tus herramientas para dar el gran paso.

Usa tus poderes para llegar donde quieres.

Llénate de fuerza y busca el camino.

Tú eres la respuesta a lo que buscas.

Todos los días son una meta por cumplir.

Para lograr tus sueños, RETA TU VIDA.

SINÓNIMOS DE ALIMENTOS

AGUACATE: avocado palta, cura, pagua.

AJÍ: chile picante.

AJONJOLÍ: sésamo.

ARVEJA: chícharo.

AUYAMA: calabaza, zapallo.

BANANO, BANANA: plátano, guineo, cambur.

BATATA: camote, papa dulce.

FRIJOLES: caraotas, habichuelas.

HABICHUELA: ejote, vainitas, judías verdes, frijol.

MAÍZ: choclo, elote.

MANÍ: cacahuate.

MARACUYÁ: chinola.

NARANJA: china.

REMOLACHA: betabel.

YUCA: mandioca.

PARA MÁS INFORMACIÓN

SI QUIERES TENER una cita privada conmigo cuando visite tu ciudad, para chequear tu porcentaje de grasa y hacer tu plan personalizado de nutrición, puedes enviarme un *email* a citas@entrenadorjose.com; para mí sería un placer ser tu nutricionista y tu guía para una vida saludable.